DE LA

PÉRIPNEUMONIE ÉPIZOOTIQUE

DU

GROS BÉTAIL,

RAPPORT GÉNÉRAL

DES

TRAVAUX DE LA COMMISSION SCIENTIFIQUE

INSTITUÉE PRÈS

LE MINISTÈRE DE L'AGRICULTURE, DU COMMERCE ET DES TRAVAUX PUBLICS

RÉDIGÉ

PAR

M. H. BOULEY,

Professeur de clinique à l'École impériale vétérinaire d'Alfort.

PARIS

LABE, ÉDITEUR, LIBRAIRE DE LA SOCIÉTÉ IMPÉRIALE
ET CENTRALE DE MÉDECINE VÉTÉRINAIRE
ET DE LA FACULTÉ DE MÉDECINE DE PARIS,
Place de l'École-de-Médecine, 23 (ancien n° 4).

1854

MINISTÈRE
de l'Agriculture, du Commerce et des Travaux publics.

RAPPORT GÉNÉRAL

DES

TRAVAUX DE LA COMMISSION SCIENTIFIQUE

INSTITUÉE PRÈS

LE MINISTÈRE DE L'AGRICULTURE, DU COMMERCE ET DES TRAVAUX PUBLICS

POUR L'ÉTUDE

DE LA

PÉRIPNEUMONIE ÉPIZOOTIQUE

DU

GROS BÉTAIL;

RÉDIGÉ

PAR

M. H. BOULEY,

Professeur de clinique à l'École impériale vétérinaire d'Alfort.

PARIS

TYPOGRAPHIE DE E. ET V. PENAUD FRÈRES,

RUE DU FAUBOURG-MONTMARTRE, 10.

1854

RAPPORT GÉNÉRAL

DES

TRAVAUX DE LA COMMISSION SCIENTIFIQUE

INSTITUÉE PRÈS LE

MINISTÈRE DE L'AGRICULTURE, DU COMMERCE ET DES TRAVAUX PUBLICS

POUR L'ÉTUDE DE LA

PÉRIPNEUMONIE ÉPIZOOTIQUE DU GROS BÉTAIL.

A Son Excellence Monsieur le Ministre de l'agriculture, du commerce et des travaux publics.

MONSIEUR LE MINISTRE,

Une épizootie meurtrière, désignée sous le nom de *péripneumonie contagieuse du gros bétail,* sévit depuis longtemps sur les animaux de l'espèce bovine dans un grand nombre de contrées de la France et d'autres parties de l'Europe.

Cantonnée autrefois dans quelques régions isolées des montagnes du Piémont, de la Suisse, de la Franche-Comté, du Jura, du Dauphiné, des Vosges, des Pyrénées, de l'Auvergne, cette maladie ne causait à l'agriculture que des dommages partiels dont la fortune publique se ressentait à peine. Mais lorsque, après 1789, les barrières furent levées qui mettaient des entraves à la liberté des relations commerciales entre les différentes provinces de notre territoire ; lorsque surtout la guerre générale nécessita, pour l'approvisionnement des armées, le déplacement de grandes troupes de bestiaux, alors l'épizootie descendit des montagnes où elle était demeurée depuis longtemps confinée et se répandit dans les plaines avec une effrayante rapidité, grossissant incessamment ses ravages en raison du plus grand nombre d'animaux que les besoins de la guerre forçaient à concentrer sur un point déterminé et de leurs migrations répétées dans toutes les directions. Pendant toute la durée du premier empire, les mêmes causes favorisèrent la propagation de ce mal redoutable ; depuis, il n'a pas cessé ses ravages, malgré la pacification de l'Europe. S'entretenant de lui-même dans les pays où il avait été transporté, il a continué à se répandre de proche en proche par l'intermédiaire des relations commerciales, et aujourd'hui les choses en sont arrivées à ce point qu'il sévit de la manière la plus meurtrière contre la population bovine de plus de quarante de nos départements. Ce sont : ceux de l'Ain, l'Allier, l'Aveyron, le Cantal, le Cher, la Côte-d'Or, les Deux-Sèvres, la Dordogne, le Doubs, la Haute-Garonne, le Jura, l'Ille-et-Vilaine, l'Isère, la Loire, la Loire-Inférieure, le Loiret, le Lot-et-Garonne, la Lozère, le Maine-et-Loir, la Mayenne, la Marne, la Meurthe, la Nièvre, le Nord, l'Oise, l'Orne, le Pas-de-Calais, le Puy-de-Dôme, le Haut-Rhin, le Bas-Rhin, le Rhône, la Haute-Saône, la Saône-et-Loire, la Seine, la Seine-Inférieure, la Seine-et-Marne, la Somme, la Vendée et les Vosges.

La plupart des autres contrées de l'Europe ne sont pas plus épargnées par ce fléau que notre pays.

En Italie, en Sardaigne, en Suisse, en Belgique, en Prusse, en Autriche, en Hanovre, en Suède, en Danemark, et depuis ces derniers temps en Hollande et en Angleterre, la péripneumonie du gros bétail exerce, comme en France, des ravages très-considérables et cause à la fortune publique un dommage difficilement réparable.

Il n'existe pas encore de statistique générale officielle qui permette d'apprécier rigoureusement aujourd'hui toute la grandeur des pertes que cette maladie entraîne ; mais on peut s'en faire une idée d'après quelques documents déjà publiés qui donnent la mesure de ces pertes dans plusieurs de nos départements.

Ainsi, l'un des membres de la commission, M. Loiset, vétérinaire du département du Nord et ancien représentant à l'Assemblée nationale législative, a fait connaître que, d'après les documents statistiques recueillis de 1830 à 1836, dans le tiers des communes du département du Nord, par les soins des vétérinaires, la mortalité causée par l'épizootie avait été, dans chacune des années de cette période, en moyenne d'environ les quatre centièmes de toute la population bovine du département, mais que cette perte s'était répartie inégalement suivant les conditions hygiéniques; qu'elle avait été de douze centièmes dans les étables des genièvreries et des nourrisseurs, et de deux centièmes seulement pour le bétail des exploitations rurales.

Dans les années les plus désastreuses, suivant M. Loiset, la mortalité se serait élevée au chiffre énorme de 25 à 26 pour 100; et pendant plus de quinze ans, elle n'aurait jamais été au-dessous de 10 pour 100.

D'après ses calculs, basés sur le relevé statistique des pertes causées par l'épizootie pendant sept années consécutives dans 217 communes du département du Nord et notées avec la plus grande exactitude, étable par étable, le chiffre annuel de la mortalité serait de 11,200 sur une population de 280,000 têtes de bestiaux (4 pour 100), ce qui ferait monter la somme des pertes éprouvées depuis dix-neuf ans à 212,800 bêtes, c'est-à-dire à une valeur d'environ 52 millions.

Quoique ces chiffres accusent déjà une perte bien considérable, ils sont loin d'approcher cependant de ceux qu'un autre membre de la commission, M. Yvart, inspecteur général des Écoles vétérinaires et des bergeries impériales, a fait connaître dans son rapport officiel sur la péripneumonie du Cantal, de l'Aveyron et de la Lozère, qu'il avait reçu la mission d'aller étudier sur les lieux.

D'après ce document, la mortalité se serait élevée chez certains propriétaires du Cantal à 30, 40, 50, 68, et même, chiffre à peine croyable, à 77 pour 100; et en moyenne, pour les trois départements, elle n'aurait pas été moindre de 55 pour 100 (1).

De pareils chiffres dispensent de commentaires, ils disent à eux seuls toutes les ruines qu'entraîne après soi un aussi terrible fléau!

Plusieurs fois déjà, depuis quinze ans, l'administration de l'agriculture, justement inquiète des ravages produits par la péripneumonie épizootique, s'est efforcée de faire rechercher les causes de sa propa-

---

(1) D'après les renseignements donnés par M. Yvart, ce chiffre de 77 pour 100 représente la mortalité causée directement par la maladie, et non pas celle qui résulterait de l'abattage par le boucher des animaux malades.

gation en confiant à des hommes compétents la mission d'aller l'observer dans les localités où elle règne.

C'est ainsi qu'en 1839 M. le professeur Lecoq, aujourd'hui directeur de l'Ecole impériale vétérinaire de Lyon, et en 1840 M. le professeur Delafond furent chargés d'aller étudier cette maladie, le premier dans la Franche-Comté et le second dans la Seine-Inférieure.

Plus tard, en 1851, M. Yvart, inspecteur général des Ecoles vétérinaires, reçut la même mission pour les départements du Cantal, de la Lozère et de l'Aveyron.

Tous les renseignements recueillis par ces trois vétérinaires étaient d'accord pour attribuer à la contagion, comme cause principale, et la première apparition de la maladie dans les localités où elle sévissait actuellement, et sa propagation incessante sur une plus grande étendue de pays.

Cependant cette opinion, quoique basée sur des faits pratiques importants par leur nombre et par leur concordance, n'avait pas pour elle la sanction d'une démonstration scientifique rigoureuse, et un assez grand nombre de personnes se refusaient encore à l'admettre.

Les choses en étaient là, lorsque, à la date du 30 mai 1850, le ministre alors chargé du département de l'agriculture, M. Dumas, désireux d'obtenir, dans l'intérêt de l'agriculture, la solution décisive de la question encore controversée de la contagion de la péripneumonie épizootique et de faire rechercher les moyens d'en arrêter la propagation, institua, près de son ministère, une commission scientifique chargée de recueillir, de centraliser et d'examiner tous les documents qui avaient été ou qui seraient transmis à l'administration de l'agriculture sur cette maladie, et en même temps aussi d'étudier et d'indiquer les meilleures mesures à prendre pour en arrêter les ravages.

Cette commission était composée de :

MM.

MAGENDIE, membre de l'Institut, *président;*

LOISET,
CESBRON-LAVAU,
RODAT,
DESJOBERT,
} représentants du peuple;

MM.

MAUNY DE MORNAY, chef de la division de l'agriculture, au ministère de l'agriculture;

RAYER, membre de l'Institut;

YVART, inspecteur général des Ecoles vétérinaires et des bergeries impériales;

RENAULT, directeur de l'Ecole impériale vétérinaire d'Alfort;

DELAFOND,
H. BOULEY, } professeurs à la même Ecole;
LASSAIGNE,

DOYÈRE,
BAUDEMENT, } professeurs à l'Institut national agronomique de Versailles;

BERNARD, docteur médecin;

DE KERGORLAY, propriétaire;

REYNAL, chef de service à l'Ecole d'Alfort, *secrétaire*.

Elle a l'honneur de vous soumettre aujourd'hui, Monsieur le Ministre, un premier compte rendu de ses travaux (1).

PLAN DES TRAVAUX DE LA COMMISSION.

Le premier soin de la commission, après son installation, a été de préparer, dans sa séance du 6 juillet 1850, un aperçu général des différentes expériences qu'elle pensait devoir instituer pour étudier la nature de la péripneumonie, son mode de propagation et les différentes espèces de traitements, préservatifs ou curatifs, qui pouvaient lui être opposés. Cet aperçu général des expériences à entreprendre dans e but d'éclairer ces différentes questions devait être présenté à l'Assemblée législative, à l'appui de la demande de crédit que M. le Ministre devait lui faire pour suffire aux dépenses que ces recherches allaient entraîner.

Nous avons l'honneur de mettre ici sous vos yeux, Monsieur le Ministre, le plan des expériences que la commission avait arrêté. Il contient l'exposé de douze séries d'expériences que la commission pro-

---

(1) Tous les membres de cette commission n'ont pu prendre une part égale à ses travaux pendant tout le temps de leur durée, à cause d'empêchements de différents ordres et surtout de l'éloignement de Paris d'un certain nombre d'entre eux.

posait de faire alors, se réservant de modifier ce programme suivant les indications qui résulteraient de la marche de l'expérimentation, et évalue à la somme approximative de 62,240 fr. les dépenses que l'accomplissement de ce projet devait entraîner :

A. — Une première série d'expériences devait être entreprise pour constater si la péripneumonie peut être transmise par l'inoculation du sang et de certains produits de sécrétion, puisés sur des animaux malades et déposés sur des animaux sains.

À cet effet :

Huit bêtes bovines parfaitement saines, provenant de pays non infectés par la péripneumonie, devaient être achetées et placées dans des localités où n'existerait pas cette maladie.

À deux d'entre elles on devait inoculer du sang.

À deux   *id.*   *id.*   de la bave.

À deux   *id.*   *id.*   de la matière de l'écoulement nasal.

À deux   *id.*   *id.*   des matières fécales.

Ces différentes matières devaient être prises sur plusieurs bêtes malades.

Ces bêtes devaient recevoir la ration d'entretien et être bien soignées pendant cent jours. Au bout de ce temps on devait constater leur état.

Soit pour la dépense :

1° Huit bœufs ou vaches à 250 fr. chacun, en moyenne 2,000 fr.

2° Nourriture calculée sur le pied de 1 fr. 25 c. par chaque tête, soit pour huit bêtes pendant cent jours. . . . 1,000

3° Un vacher à 3 fr. par jour pendant cent jours. . . . 300

Nota. Cette expérience pouvait être faite soit à l'École d'Alfort, soit dans une de ses dépendances; il n'y avait aucun frais de location de vacherie à prévoir.

     Soit donc, pour cette expérience. 3,300

B. — Une seconde série d'expériences devait avoir pour but de faire connaître les effets de la cohabitation sur la transmission de la péripneumonie.

Cette expérience, à raison de sa très-grande importance, devait être faite dans deux conditions qui ne seraient pas les mêmes :

1° Dans une première :

Deux vaches malades devaient être placées dans une même étable parfaitement saine, dans un pays non encore infecté par la maladie, avec dix bêtes bovines de différents âges et sexes en bonne santé, provenant de contrées où la péripneumonie n'avait jamais existé, ou n'avait pas existé depuis très-longtemps.

Les deux bêtes malades devaient rester dans cette étable jusqu'à leur mort, et ne pas être remplacées ; les bêtes saines ne devaient être retirées et définitivement jugées qu'au bout de six mois.

On pensait que cette expérience pourrait être faite dans un établissement national ou dans l'une de ses dépendances, à Rambouillet, par exemple. Il n'y avait donc pas de frais de location à prévoir. Mais il y avait nécessairement à faire quelques dépenses d'appropriation aux habitations qu'on aurait à disposer en vacherie, soit environ.   300 fr.

Pour prix d'achat de douze bêtes (deux malades et dix saines), à 250 fr. chacune, en moyenne, soit 3,000

Pour nourriture pendant six mois, à raison de 1 fr. seulement par jour, pour chaque tête, attendu que les deux bêtes malades ne devaient pas vivre plus de un ou deux mois, soit. 2,160

Pour un vacher à 3 fr. par jour, pour six mois 540

Total pour cette expérience 6,000

2° Dans une seconde :

Dix bêtes saines devaient être placées pendant six mois dans une même étable avec deux bêtes malades qu'on devait remplacer au fur et à mesure qu'elles mourraient, de manière qu'il y eût toujours, pendant cinq à six mois, deux bêtes malades au milieu des bêtes saines. On avait calculé qu'il faudrait acheter environ dix bêtes malades pour entretenir ce roulement.

Soit donc :

À acheter vingt bêtes (dix malades et dix saines), à 250 fr. chacune en moyenne. . . . . 5,000 fr.

À reporter . . . . . . 5,000 fr.

Report. . . . . . 5,000 fr.

A nourrir douze bêtes toujours présentes à l'étable, au prix de 1 fr. 25 c. par jour pour chaque bête. 2,700

    Un vacher à 3 fr. par jour, pour six mois. 540

    Pour appropriation d'un hangar à disposer en vacherie . 300

On pensait que cette expérience pouvait être faite en même temps et dans le même établissement que la précédente.

Total pour cette expérience 8,540

Nota. Dans chacune des expériences qui précèdent, en plaçant deux des bêtes saines à une extrémité de l'étable, assez éloignée du point où seraient placées les bêtes malades, on devait constater l'influence à distance des émanations de ces dernières.

C. — Pour s'assurer si les animaux sains, habitant dans une étable voisine de celle où existent des bêtes atteintes de la péripneumonie et communiquant par des portes ou fenêtres avec cette étable, pouvaient contracter la maladie, il devait suffire de ménager à l'extrémité de chacune des grandes étables, servant aux expériences précédentes, un compartiment au moyen d'une cloison en planches mal jointes ou à claire-voie, et de placer deux vaches saines dans ce compartiment, qui devait avoir une porte particulière communiquant avec le dehors.

Soit pour la dépense de cette autre expérience :

Pour l'achat de deux vaches saines, à 250 fr. chacune, ci.   500 fr.

Nourriture de deux vaches pendant six mois, à 1 fr. 25 c. chaque 450

Total pour cette expérience 950

D. — Pour reconnaître si des bêtes saines paissant dans un pâturage commun avec des bêtes malades pouvaient contracter la maladie, on devait faire l'expérience suivante :

Dix bêtes saines devaient être placées dans un herbage enclos avec deux bêtes malades pendant les trois à quatre mois que durerait la saison de ce pâturage ; l'herbage devait être choisi dans une localité exempte de la péripneumonie. Aussitôt qu'une ou les deux bêtes malades seraient mortes, on devait les remplacer par une ou deux nou-

velles bêtes infectées, de manière à avoir toujours deux bêtes atteintes
de la maladie avec les dix bêtes saines.

Pour éclairer, par cette expérience, l'effet, dans l'espèce, d'une des
pratiques de l'industrie pastorale, on devait faire coucher chaque nuit
cinq des bêtes saines dans le même parc que les bêtes malades. On
devait prononcer sur le résultat de l'expérience au bout de six mois.

Soit pour les dépenses qu'occasionnerait cette expérience :

Prix d'achat de vingt bêtes (dix malades et dix saines),
à 250 fr. l'une . . . . 5,000 fr.

Prix de location du pâturage et nourriture pendant la
saison (quatre mois 1,200

Nourriture à l'étable des dix vaches saines pendant les
deux mois qui devaient suivre la saison des pâturages, à
raison de 1 fr. 25 c. par jour. 750

Pour un vacher pendant tout le temps, à 3 fr. par jour. 600

Total pour cette expérience 7,550

E. — Pour s'assurer si un animal sain, travaillant avec le joug ou
d'autres harnais ayant servi à des animaux affectés de la maladie, peut
la contracter, il fallait :

Pour achat de deux bœufs sains. . . . . 1,000 fr.

Pour nourriture et soins pendant six mois. 500

Total pour cette expérience. 1,500

F. — Pour constater l'effet sur des animaux sains, de l'habitation
d'une étable qui avait contenu des animaux malades :

Achat, nourriture, soins et logements des animaux nécessaires à
cette expérience. 4,000 fr.

G. — Pour constater comparativement les effets sur des animaux
sains, de l'habitation dans des étables habitées par des animaux malades, et désinfectées par divers moyens. . . . . 4,000 fr.

H. — Pour des expériences dans lesquelles : 1° on devait alimenter
une ou deux bêtes bovines avec des fourrages laissés par deux bêtes
malades, 1° on devait laisser des débris cadavériques de bêtes mortes
de la maladie dans des lieux fréquentés par des bêtes saines. 1,000 fr.

I. — Pour achat et nourriture de quelques animaux domestiques (porcs, moutons et gallinacées) qu'on devait placer dans des étables habitées par des animaux malades, afin de constater si, comme on l'a prétendu, ils sont susceptibles de contracter la maladie . . .   400 fr.

J. — Pour un ensemble d'expériences à faire pour étudier sur des bêtes saines l'effet des circonstances hygiéniques regardées par plusieurs personnes comme capables de faire naître la péripneumonie :

Achat de vingt bêtes bovines au prix moyen de 300 fr., ci. 6,000 fr.

Nourriture à 1 fr. 50 c. par jour de chaque bête, pendant quatre-vingt-dix jours 2,700

Vacher 300

Total pour cette expérience. 9,000

K. — Pour des essais de traitements curatifs, recherches d'anatomie pathologique et autres, analyse chimique, dessins de pièces pathologiques, impressions, etc., et frais imprévus . . . . 10,000 fr.

L. — Pour missions en France et à l'étranger, concernant l'étude de la maladie, des traitements essayés et du dégré d'efficacité des mesures de police sanitaire. . . . . 8,000 fr.

Dépense totale pour l'ensemble de ces expériences, ci. 62,240 fr.

La commission a ensuite discuté et arrêté un projet de programme du prix proposé par M. le ministre de l'agriculture et du commerce, pour la découverte de moyens préservatifs et curatifs reconnus efficaces et pratiquement applicables contre la péripneumonie épizootique du gros bétail.

Ce prix, de la valeur de 10,000 fr., devait être décerné en 1852, mais sur la proposition de la commission, la clôture du concours a été remise au mois d'avril 1853, afin qu'on eût le temps d'apprécier la valeur de l'inoculation comme moyen préventif de la maladie.

Ces premiers travaux achevés, la commission dut suspendre ses séances jusqu'à ce que l'assemblée législative eût voté les 60,000 fr., qui lui étaient demandés pour entreprendre les expériences proposées dans le programme reproduit ci-dessus.

Ce fut à la date du 14 août 1851, que M. Mauny de Morsay, chef de division au ministère de l'agriculture et du commerce, et membre de la commission de la péripneumonie, lui fit part de la décision de l'assemblée législative qui ouvrait au ministère de l'agriculture et du commerce, un crédit de 62,000 fr. pour entreprendre les expériences proposées par la commission.

Ce crédit, vu l'époque avancée de l'année 1851 où il était voté, devait être dépensé, d'après les intentions de la chambre, moitié dans l'année 1851 et moitié dans l'année 1852.

La commission se mit immédiatement à l'œuvre pour utiliser les fonds que le vote de l'assemblée mettait à sa disposition, et elle entreprit parallèlement deux séries d'expériences :

1° Celles qui sont indiquées dans le programme sous la rubrique B et C, ayant pour but de rechercher l'influence de la cohabitation sur le développement de la péripneumonie.

2° Celles qui sont indiquées dans le programme sous la rubrique A, ayant trait à l'inoculation du sang, de la bave, de la matière de l'écoulement nasal et des matières fécales, pour permettre de constater si la péripneumonie peut être transmise par l'intermédiaire de ces substances.

Elle décida que la première série de ces expériences serait faite à la ferme de la Pomeraye, dépendante du domaine de Rambouillet, sous la surveillance d'une sous-commission composée de MM. H. Bouley, Rayer et Yvart.

La deuxième dut être faite dans une étable de la ferme de Charentonneau, sise au voisinage de l'école d'Alfort, sous la surveillance d'une sous-commission composée de MM. Delafond, Renault et Reynal.

EXPÉRIENCES DE LA COMMISSION.

§ Ier.

Expériences sur la contagion de la péripneumonie épizootique par voie de cohabitation.

Questions à résoudre :

« 1° La péripneumonie épizootique du gros bétail est-elle susceptible de
« se transmettre par voie de cohabitation des animaux qui en sont affectés
« aux animaux sains ?

« 2° Dans le cas où la contagion de la péripneumonie s'opérerait par cette
« voie, tous les animaux de l'espèce bovine qui vivent dans un foyer d'in-
« fection contractent-ils la maladie, ou en est-il qui résistent à l'influence
« contagieuse? Dans ce dernier cas, quelle est la proportion des animaux
« malades et des animaux sains?

« 3° Parmi les animaux qui contractent la péripneumonie, combien récu-
« pèrent la santé et dans quelles conditions?

« Combien succombent par la maladie? »

PREMIÈRE SÉRIE D'EXPÉRIENCES.

EXPÉRIENCES DE LA FERME DE LA POMERAYE

(DOMAINE DE RAMBOUILLET).

Dans le projet soumis à l'Assemblée législative par M. le ministre de
l'agriculture et du commerce, la commission de la péripneumonie avait
proposé qu'une première série d'expériences fût instituée, laquelle aurait pour but de faire connaître les effets de la cohabitation sur la transmission de la péripneumonie.

Cette expérience, à raison de sa très-grande importance, devait être
faite dans deux conditions qui ne seraient pas les mêmes :

« Dans une première, deux vaches malades devaient être placées
« dans une étable parfaitement saine et dans un pays non encore in-
« fecté par la maladie, avec dix bêtes bovines de différents âges et de
« différents sexes, en bonne santé, provenant de contrées où la péri-
« pneumonie n'a jamais existé ou n'a pas existé depuis longtemps.

« Les deux bêtes malades devaient rester dans cette étable jusqu'à
« leur mort et ne devaient pas être remplacées. Les bêtes saines ne
« devaient être retirées définitivement qu'au bout de six mois.

« Dans une deuxième expérience, dix bêtes saines devaient être pla-
« cées pendant six mois dans une même étable avec deux bêtes ma-
« lades qu'on devait remplacer au fur et à mesure qu'elles mourraient
« et de manière à ce qu'il y eût toujours, pendant cinq à six mois, deux
« bêtes malades au milieu des bêtes saines. »

Afin de réaliser le plan exposé dans ce projet, la commission de la
péripneumonie chargea deux de ses membres, MM. Baudement et
Yvart, de se rendre à Rambouillet et d'examiner si l'on pourrait trouver dans le domaine national de cette ville une localité où les expé-

riences de transmission de la péripneumonie pussent être faites dans les conditions rigoureuses indiquées ci-dessus.

Sur le rapport favorable qui lui fut exposé par ces deux membres, la commission décida que les expériences de cohabitation seraient entreprises dans la ferme dite *de la Pomeraye*, sise au milieu du domaine de Rambouillet, laquelle lui parut réunir toutes les conditions d'isolement parfait et de salubrité nécessaires pour que ces expériences fussent aussi rigoureuses et concluantes que possible.

La commission s'est arrêtée au choix de cette localité, en se basant sur les motifs qui vont ressortir de l'exposé ci-dessous.

A. *Situation de la ferme de la Pomeraye.*

La ferme de la Pomeraye est située au milieu du vaste domaine de Rambouillet, lequel est partout enclos de murs.

Elle est entourée de bois. Elle est formée d'une maison d'habitation et d'un bâtiment qui lui fait face, destiné à loger les bestiaux.

C'est dans ce bâtiment que durent être placés les animaux destinés aux expériences de la contagion par cohabitation.

Sur l'avis donné au directeur du domaine par l'un des membres, M. Renault, ce bâtiment fut disposé de la manière suivante :

Il fut divisé en deux compartiments complétement isolés l'un de l'autre.

Dans un premier compartiment formant l'étable désignée sous la lettre *A* et dont l'exposition est au sud-ouest, une porte unique fut ménagée qui donnait sur un terrain assez vaste, borné à une assez grande distance par une mare dans laquelle les vaches devaient aller s'abreuver.

Afin qu'il n'y eût pas de communication possible entre les vaches occupant cette étable *A* et celles de l'autre étable désignée sous la lettre *B*, il fut décidé qu'une double claie serait disposée depuis l'extrémité gauche du mur extérieur de cette étable jusqu'à la maison d'habitation, et qu'une autre claie s'étendrait depuis l'extrémité droite de ce mur jusqu'à une grange isolée, placée à une certaine distance.

De cette manière, lorsque, soit pour faire abreuver les animaux, soit pour leur laisser prendre l'air dans la belle saison, on leur donnerait la liberté de sortir de l'enceinte ménagée devant leur habitation, tout danger de communication entre eux, d'une étable à une autre, devait être évité.

L'étable *B* est située sur la gauche de l'étable *A*. Elle en fut complétement séparée par un mur plein en maçonnerie. La porte de cette étable, qui primitivement donnait sur la même façade que celle de l'étable *A*, fut murée, et une nouvelle porte fut ouverte dans le mur de pignon du bâtiment.

Les vaches destinées à habiter cette étable devaient aller s'abreuver dans une mare beaucoup plus éloignée que la première, située sur le derrière de la maison d'habitation.

Le terrain qu'elles devaient parcourir pour se rendre à cette mare, et dans lequel on devait les laisser libres dans les beaux jours, était complétement isolé du premier par le système de claies qui vient d'être indiqué.

B. *Choix des vaches destinées à l'expérimentation.*

La péripneumonie épizootique n'ayant jamais existé dans la commune de Rambouillet, ainsi qu'il appert des renseignements donnés par M. Yvart, et de ceux qu'ont fournis à cet égard M. Jouet, vétérinaire à Rambouillet, et M. Lefebvre, maître de poste de la même localité, lesquels ont envoyé à la commission un certificat légalisé où ces renseignements se trouvent affirmés, cette commune se trouvait dans les conditions rigoureuses, demandées par le projet d'expériences, pour que l'expérimentation de la contagion pût y être essayée avec toutes les garanties d'exactitude.

Les vaches destinées à ces expériences ont été choisies, par MM. Renault et Delafond, assistés de M. Jouet, vétérinaire de la localité, dans le troupeau de vaches dépendant de la ferme de Rambouillet, animaux dont l'origine est parfaitement connue et enregistrée avec soin depuis cinquante ans, et dans l'établissement de M. Lefebvre, maître de poste à Rambouillet.

Le choix des expérimentateurs ne s'est arrêté sur celles des vaches qu'ils ont cru devoir prendre comme les plus propres à servir à l'expérience, qu'après avoir recueilli des renseignements exacts sur leur état antérieur, et après s'être bien assurés, par un examen attentif de toutes les fonctions, de la parfaite régularité de leur santé.

Conformément aux indications du projet d'expériences, servant de programme, on a fait un lot de choix composé de trois taureaux et de dix-sept vaches de différentes races et d'âges différents.

Ces animaux ont été distingués par des noms et des numéros, et distribués dans l'une et l'autre étables, de manière à ce que, sous le rapport des sexes, de l'âge et des races, la distribution fût à peu près équivalente dans l'une et dans l'autre.

Les choses étant ainsi disposées, trois premières vaches furent expédiées à Rambouillet, le dimanche 14 novembre 1851.

L'une de ces vaches venait du département du Nord, où la commission l'avait fait acheter dans le but de l'employer aux expériences de la cohabitation ; elle était restée cinq jours à l'École d'Alfort, où procès-verbal de son état avait été dressé. Les deux autres avaient été achetées la veille, l'une à M. Hebert, nourrisseur à la ferme de Mont-Souris, barrière Saint-Jacques ; l'autre à M. Simon, nourrisseur à Vaugirard.

A leur arrivée à la ferme de la Pommeraye, ces vaches ont été numérotées et dénommées :

Celle de Vaugirard, *Jeanne I* (n° 23), a été placée dans l'étable *A*, entre la vache *Babet* (n° 7) et la vache *Coquette* (n° 3) ;

Celle de Lille, dite *Tulipe* (n° 24), a été placée dans la même étable *A*, entre *Rosine* (n° 9) et *Norma* (n° 2) ;

Enfin, celle de la ferme de Mont-Souris, *Manon I* (n° 21), a été placée dans l'étable *B*, entre *La Biche* (n° 12) et *La Nébula* (n° 4).

Telles sont, Monsieur le Ministre, les premières dispositions prises à la ferme de la Pomeraye, pour reconnaître si la péripneumonie possède la propriété de se transmettre par cohabitation. Nous les avons rapportées ici avec quelques détails, parce que ces expériences devaient donner la solution d'une question dominante dans l'histoire de cette terrible maladie, celle de savoir si elle est, *oui* ou *non*, une maladie contagieuse, question qui, à l'époque où ces expériences furent instituées, était encore considérée comme douteuse, même par quelques-uns des membres de la commission.

Il était donc important, Monsieur le Ministre, que vous connussiez toutes les précautions qui avaient été prises pour donner à cette question si grave et si importante la solution la plus rigoureuse possible.

Le 2 décembre 1851, trois nouvelles vaches malades furent envoyées, par les soins de la commission, à la ferme de la Pommeraye et placées :

La première, *Jeanne II* (n° 22 *bis*), dans l'étable *A*, entre *Babet* et *Coquette*, à la place qu'avait occupée la première vache *Jeanne I* (n° 23), morte le 19 novembre 1851 ;

La deuxième, *Manon II* (n° 21 *bis*), fut placée dans l'étable *B*, entre *Biche* et *Nébula*, à la place qu'avait occupée *Manon I*, morte de la péripneumonie le 25 novembre ;

Et la troisième, *Jolie* (n° 22), fut placée dans l'étable *B*, entre *Homard* (n° 14) et *Suzon* (n° 15).

Il y eut donc, en tout, six vaches malades introduites à la ferme de la Pommeraye, trois dans l'étable *A* et trois dans l'étable *B*. Sur ces six vaches, dont la maladie avait été très-rigoureusement constatée par la commission, trois sont guéries et trois sont mortes.

Les vaches mortes sont :

1° *Jeanne I* (n° 23), entrée le 16 novembre au soir dans l'étable *A* et morte le 19 au soir.

La durée de son séjour dans l'étable a donc été de trois jours seulement.

2° *Jeanne II* (n° 23 *bis*), entrée le 2 décembre au soir dans l'étable *A* et morte le 7 décembre pendant la nuit.

Son cadavre est resté pendant douze heures dans l'étable. La durée de son séjour dans l'étable a été, tout compris, de cinq jours et une nuit.

3° *Manon I* (n° 21), entrée le 16 novembre au soir dans l'étable *B* et morte le 26 novembre.

Son cadavre est resté dix heures dans l'étable. La durée de son séjour parmi les bêtes saines a donc été de dix jours et deux nuits.

Les vaches introduites malades et guéries spontanément, sont :

1° *La Tulipe* (n° 24), venant de Lille. Introduite le 10 novembre au soir dans l'étable *A*, elle a présenté jusqu'au 20 décembre les symptômes de la maladie, c'est-à-dire pendant trente-quatre jours.

2° *Jolie* (n° 22). Introduite dans l'étable *B* le 2 décembre 1851, elle a présenté les symptômes de la maladie jusqu'au 21 du même mois, c'est-à-dire pendant dix-neuf jours.

5° *Manon II* (n° 21 *bis*). Introduite malade dans l'étable *B* le 2 décembre 1851, elle a présenté les symptômes de la maladie jusqu'à la fin de décembre, c'est-à-dire pendant vingt-huit jours.

Voici maintenant les phénomènes qui se firent remarquer sur les animaux des étables *A* et *B*, après l'introduction de vaches malades :

1° Étable *A*.

Dès le 21 novembre 1851, c'est-à-dire *six jours seulement* après l'introduction dans cette étable des vaches malades n°ˢ 23 et 24, les vaches *La Noire* (n° 16) et *Norma* (n° 2) furent affectées d'une toux particulière, sans que l'auscultation fît reconnaître de lésions appréciables dans leurs poumons, et sans que leur santé générale parût autrement dérangée, les bêtes continuant à manger et à ruminer comme dans l'état normal.

Puis ce symptôme unique se manifesta successivement :

1° Sur *Coquette* (n° 3), l'une des voisines des deux malades 23 et 23 *bis,* le 22 novembre ;

2° Sur *Rosine,* voisine de *Tulipe,* vache malade, le 23 novembre ;

3° Sur *Berthe* (n° 8), le 25 novembre ;

4° Sur *Babet* (n° 7), l'autre voisine des deux malades 23 et 23 *bis,* le 3 décembre ;

5° Sur *Clara* (n° 1), le 5 décembre ;

6° Sur *Olga* (n° 6), le 7 décembre ;

7° Et sur *Martin,* taureau (n° 15), le 10 décembre.

En sorte qu'à cette époque, vingt-quatre jours après l'introduction des deux premières malades et huit jours après l'introduction de la dernière, sur dix animaux *sains* soumis à l'expérience de la cohabitation, neuf présentaient comme symptôme anormal une toux particulière.

Une seule vache, *La Caille* (n° 11), conserva les caractères de la santé la plus parfaite.

Après l'apparition de ce premier signe anormal, on vit se manifester successivement sur six vaches *les symptômes qui caractérisent positivement la péripneumonie*, à savoir :

Au début, la tristesse, une attitude plus immobile, moins de sensibilité aux attouchements, une appétence moins grande pour les aliments solides ou liquides, la rumination s'effectuant à de plus grands intervalles et avec plus de lenteur, des météorisations intermittentes, la sécheresse plus grande des matières fécales, l'accélération de la respiration (25 à 30 par minute), et la plainte déterminée à la volonté de l'observateur, par la pression de la colonne vertébrale, siége d'une sensibilité remarquable dans quelques sujets, et par la pression des parois thoraciques ; la toux petite, sèche, avortée et douloureuse. A l'auscultation, on percevait, à cette période de la maladie, de chaque côté de la poitrine, un bruit respiratoire plus intense que dans l'état normal, sans que, sur le plus grand nombre des sujets, il fût possible de reconnaître encore le siége précis du mal ; la sécrétion lactée était notablement diminuée, la peau était sèche et adhérente aux côtes. A ces symptômes s'ajoutait l'accélération de la respiration avec tension du pouls, l'injection des muqueuses apparentes, la chaleur plus grande du mufle sans sécheresse, et les alternatives de froid et de chaud à la base des cornes et aux oreilles.

Puis, au bout de trois, quatre et cinq jours, lorsque la maladie était définitivement confirmée, elle était caractérisée par une plus grande tristesse, l'immobilité et l'insensibilité des malades, la station à distance de la crèche dans l'attitude de l'abattement, la tête maintenue en position un peu horizontale, la cessation de l'appétit, la suspension de la rumination, l'écoulement par la bouche d'une bave filante, et sur quelques sujets la diarrhée. A cette époque, la respiration était notablement accélérée (30, 40 et 50 par minute), et l'auscultation faisait reconnaître le bruit supplémentaire dans les parties du ou des poumons encore perméables à l'air, et le bruit de souffle avec la matité à la percussion dans celles qui étaient envahies par la maladie. Chez quelques sujets, ces symptômes coïncidaient avec un œdème sous thoracique. A ces symptômes s'ajoutaient la plainte synchronique avec chaque temps de l'expiration ; la toux petite, grasse, douloureuse et difficile ; le jetage par les narines de matières spumeuses, quelquefois sanguinolentes ; la sensibilité extrême des parois costales ; la faiblesse du pouls ; la décoloration des muqueuses ; l'adhérence de la peau de plus en plus accusée, sa sécheresse et son refroidissement chez la vache dont la maladie eut une terminaison mortelle.

Deux sujets ont été affectés d'ophthalmie avec précipité, dans la chambre antérieure de l'œil, d'un dépôt d'apparence albumineuse.

Les vaches qui présentèrent ces symptômes furent les suivantes, dans l'ordre où la maladie se déclara :

1° *Olga* (n° 6), le 17 décembre, trente-et-un jours après l'introduction des deux premières vaches malades, entrées dans l'étable le 16 novembre ;

2° *La Noire* (n° 16), le 18 décembre, trente-deux jours après la première introduction ;

3° *Clara* (n° 1), le 21 décembre, trente-cinq jours après la première introduction ;

4° *Rosine* (n° 9), à la même date, le 21 décembre ;

5° *Norma* (n° 2), le 23 décembre, trente-sept jours après la première introduction ;

6° *Coquette* (n° 3), le 12 janvier, cinquante-sept jours après la première introduction.

Sur ces six vaches bien reconnues atteintes de la péripneumonie par les membres de la sous-commission de Rambouillet et examinées plusieurs fois par la commission, une seule, *Olga*, succomba à la péripneumonie le 5 janvier, après dix-neuf jours de maladie. Son cadavre fut transporté à Alfort le 6 janvier, où l'autopsie qui en a été faite en présence des membres de la commission fit reconnaître toutes les lésions caractéristiques de la péripneumonie.

Sur les cinq autres vaches atteintes de la péripneumonie, la maladie parcourut ses différentes périodes dans des temps différents et avec des caractères variables d'intensité ; mais chez toutes elle se termina, si ce n'est par une guérison complète, chose que les autopsies ne permettent pas de dire, ainsi que cela résultera des suites de ce rapport, au moins par un rétablissement assez parfait des forces et des fonctions pour que les animaux pussent être considérés . d'après leur apparence extérieure, comme en bonne santé.

Quant aux trois autres animaux de l'étable, à savoir : *Berthe* (n° 8), *Babet* (n° 7) et *Martin* (n° 15), qui avaient commencé à *tousser* dès les premiers jours de l'introduction des vaches malades, ils ont continué à présenter ce symptôme pendant plusieurs mois, mais sans que leur santé générale fût autrement dérangée.

Ainsi, pour résumer cette première partie de l'expérience faite dans l'étable *A* de la ferme de la Pomeraye :

1° Sur dix animaux parfaitement sains que renfermait cette étable, NEUF ont été affectés d'une toux particulière dans les vingt-quatre premiers jours qui ont suivi l'introduction des trois vaches malades parmi eux ;

2° Sur les NEUF animaux affectés de ce premier symptôme, SIX ont été atteints de la péripneumonie bien caractérisée dans les cinquante-sept premiers jours qui ont suivi l'introduction des vaches malades dans l'étable ;

Enfin, sur ces SIX animaux, *un seul* a succombé à la péripneumonie ; les CINQ autres ont résisté et présenté, après leur guérison, les apparences extérieures de la santé.

2° ÉTABLE *B*.

Le 25 novembre 1851, c'est-à-dire neuf jours après l'introduction dans l'étable *B* des vaches malades n°ˢ 23 et 24, les vaches saines de cette étable furent affectées de la toux particulière que nous avons dit s'être déclarée, à la même époque, dans l'étable *A*, coïncidemment avec la même circonstance, c'est-à-dire l'introduction de vaches malades dans cette étable.

Ce symptôme se montra successivement :

 1° Sur *Suzon* (n° 13), le 26 novembre ;
 2° Sur *La Garde* (n° 20), le 2 décembre ;
 3° Sur *Marton* (n° 5), le 3 décembre ;
 4° Sur *Ketly* (n° 17), le 7 décembre ;
 5° Sur *Leduc* (n° 18), le 10 décembre ;
 6° Sur *Nebula* (n° 4), le 18 décembre ;
 7° Sur *Homard* (n° 14), le 28 décembre.

En sorte qu'à cette époque, trente-deux jours après l'introduction des deux premières vaches malades, sur dix animaux sains soumis à l'expérience de la cohabitation dans l'étable *B*, sept présentaient comme symptôme anormal *une toux particulière*.

Trois animaux, *Junon* (n° 19), *Bringé* (n° 10) et *Biche* (n° 12), conservèrent les caractères de la plus parfaite santé.

Après l'apparition de ce premier symptôme, ceux qui appartiennent en propre à la péripneumonie se déclarèrent successivement sur quatre vaches, et dans l'ordre suivant :

1° *La Garde* (n° 10), le 2 décembre, seize jours après l'introduction des deux premières vaches malades, entrées dans l'étable *B* le 10 novembre 1852;

2° *Leduc* (n° 18), le 16 décembre, trente jours après la première introduction;

3° *Marton* (n° 5), le 21 décembre, trente-cinq jours après la première introduction;

4° *Homard* (n° 14), le 28 décembre, quarante jours après la première introduction.

Sur ces quatre animaux, bien reconnus atteints de la péripneumonie par les membres de la sous-commission de Rambouillet et examinés plusieurs fois par la commission, deux succombèrent à la péripneumonie, ce sont *Leduc*, mort le 25 décembre, après neuf jours de maladie, et *La Garde*, morte le 17 décembre, après neuf jours de maladie également.

Les cadavres de ces deux animaux ont été transportés à Alfort, et leur autopsie, faite en présence des membres de la commission, a permis de reconnaître toutes les lésions caractéristiques de la péripneumonie.

Les deux autres vaches affectées de la péripneumonie en guérirent, l'une, *Homard*, au bout de vingt-deux jours et l'autre, *Marton*, après trente-cinq jours.

Quant aux trois autres animaux de l'étable, qui avaient commencé à tousser dès les premiers jours de l'introduction de vaches malades parmi eux, ils ont continué à présenter ce symptôme pendant plusieurs mois, mais sans que leur santé générale fût autrement dérangée.

Ainsi, pour résumer cette partie de l'expérience faite dans l'étable *B* de la ferme de la Pomeraye :

1° Sur dix animaux parfaitement sains que renfermait cette étable, sept ont été affectés d'une toux particulière dans les trente-deux premiers jours qui ont suivi l'introduction de vaches malades parmi eux.

2° Sur ces sept animaux, affectés de ce premier symptôme, quatre ont été atteints de la péripneumonie bien caractérisée, dans les quarante premiers jours qui ont suivi l'introduction de vaches malades dans l'étable.

3° Enfin, sur ces quatre animaux malades de la péripneumonie, deux sont morts et deux ont résisté et ont présenté, après la guérison, les caractères extérieurs de la santé.

Résumé général de l'expérience sur la contagion de la péripneumonie par voie de cohabitation, faite dans les étables de la ferme de la Pomeraye.

1° Un troupeau composé de trois taureaux et de dix-sept vaches est choisi, avec le plus grand soin, parmi des animaux originaires de pays où la péripneumonie n'a jamais existé, et dans des localités qui n'ont jamais été non plus envahies par cette maladie.

2° Ce troupeau est divisé en deux lots égaux, qui sont placés dans les compartiments, parfaitement isolés l'un de l'autre, d'une étable sise dans une localité où la péripneumonie n'a jamais fait son apparition.

3° Six vaches provenant de pays différents, mais bien reconnues atteintes de la péripneumonie, sont introduites, trois dans un des compartiments de l'étable habitée par des animaux sains, et trois dans l'autre.

4° Consécutivement à cette introduction, et au bout d'une période de temps, variable entre six jours et trente-deux jours, *seize* animaux sur *vingt*, furent affectés d'une toux particulière ; quatre conservèrent les caractères de la plus parfaite santé.

5° Sur les seize animaux présentant ce symptôme remarquable, dix, c'est-à-dire la moitié des sujets en expérience, furent attaqués de la péripneumonie, avec des degrés différents d'intensité, dans une période de temps qui a varié entre seize et cinquante-sept jours.

6° Sur ces dix animaux, trois sont morts et sept sont revenus à la santé au bout d'un temps plus ou moins long.

Conclusion.

Il résulte des expériences qui viennent d'être relatées que *la péripneumonie épizootique des bêtes à cornes est susceptible de se transmettre des animaux malades aux animaux sains de la même espèce par la voie de la cohabitation.*

D'après ces premières expériences :

Sur 100 animaux de l'espèce bovine,

20 seraient réfractaires à l'action de la contagion, et

80 éprouveraient à des degrés divers les effets de l'influence contagieuse ;

Sur ces 80 animaux,

50 contracteraient la péripneumonie ;

Et sur ces 50 derniers,

35 guériraient de cette maladie et récupéreraient après leur guérison toutes les apparences extérieures de la santé, et

15 succomberaient à ses suites.

Une circonstance remarquable est à signaler dans cette expérience, c'est que la transmission de la péripneumonie pourrait s'opérer dans les étables à une certaine distance, et qu'il ne serait pas nécessaire d'un contact immédiat pour que ce phénomène se manifestât.

Ainsi dans l'étable *A*, ce sont, il est vrai, les vaches *Norma* et *Rosine*, voisines de *Tulipe, vache malade*, et *Coquette*, voisine de *Jeanne, autre vache malade*, qui ont été les premières atteintes de la toux, le premier symptôme consécutif à la cohabitation ; mais simultanément, la *Noire*, séparée des malades par deux autres vaches présentant le même symptôme, et *Babet*, l'autre voisine de *Jeanne* (vache malade), n'en était atteinte que beaucoup plus tard.

Quant à la maladie elle-même, elle ne se déclara pas tout d'abord sur les vaches immédiatement voisines des malades, mais bien sur d'autres qui en étaient plus éloignées.

Ainsi, ce fut *Olga*, séparée de chaque côté des malades par deux voisines, qui en fut la première atteinte ; puis vint la *Noire*, qui était séparée aussi par deux autres vaches, du *n° 25*, *vache malade*; puis ce fut le tour à *Clara*, voisine d'*Olga*, la première attaquée; puis enfin *Rosine* et *Norma*, les deux voisines de *Tulipe* (vache malade), et *Coquette*, voisine des *Jeannes* (vaches malades), présentèrent les symptômes caractéristiques de la maladie.

On prendra une idée plus complète de la marche que la maladie a suivie, par le tableau suivant où sont indiqués les rapports des animaux sains avec les animaux malades, et où se trouve marqué, par des chiffres en regard de chaque nom, l'ordre dans lequel la maladie a apparu successivement, sur ceux des animaux en expérience qu'elle a attaqués.

ÉTABLE *A*.

Nos D'ORDRE.	INDICATION DES RAPPORTS DES ANIMAUX SAINS AVEC LES MALADES.		ORDRE D'APPARITION DE LA TOUX. (Premier symptôme.)	ORDRE D'APPARITION DE LA PÉRIPNEUMONIE.
1	La Noire.		Première.	Deuxième.
2	Berthe.	saines.	Quatrième.	»
3	Babet.		Cinquième.	»
4	*Jeanne I*.	malades.		
5	*Jeanne II*.			
6	Coquette.		Deuxième.	Sixième.
7	Caille.		»	»
8	Olga.	saines.	Septième.	Première.
9	Clara.		Sixième.	Troisième.
10	Rosine.		Troisième.	Quatrième.
11	*Tulipe*.	malade.		
12	Norma.	saines.	Première.	Cinquième.
13	Martin.		Huitième.	»

Dans l'étable *B*, voici l'ordre d'invasion de la maladie : le premier symptôme, la toux, apparaît d'abord sur *Suzon*, voisine de *Jolie* (vache malade); puis sur *Lagarde*, voisine de *Suzon*; puis sur *Marton*, séparée des vaches malades n° 21 bis, par une intermédiaire; puis sur *Leduc*, séparée de *Jolie* (vache malade) par une intermédiaire; puis sur *Nébula*, voisine des *Manons* (vaches malades); puis enfin sur *Homard*, voisine de *Jolie*, vache malade.

Quant à la péripneumonie, elle se déclare dans l'ordre suivant :

1° Sur *Lagarde*, séparée de *Jolie*, vache malade, par une intermédiaire ;

2° Sur *Leduc*, séparée de *Jolie* par une intermédiaire ;

3° Sur *Marton*, séparée des *Manons* par une intermédiaire ;

4° Enfin sur *Homard*, voisine de *Jolie*, vache malade.

Voici le tableau indicateur des rapports des animaux sains avec les malades, et de l'ordre que la maladie a suivi dans son invasion.

ÉTABLE *B*.

N°ˢ D'ORDRE.	INDICATION DES RAPPORTS DES ANIMAUX SAINS AVEC LES MALADES.		ORDRE D'APPARITION DE LA TOUX. (Premier symptôme.)	ORDRE D'APPARITION DE LA PÉRIPNEUMONIE.
1	Leduc.	saines.	Quatrième.	Deuxième.
2	Homard.		Sixième.	Quatrième.
3	*Jolie.*	malade.		
4	Suzon.		Première.	»
5	Lagarde.		Deuxième.	Première.
6	Ketlly.	saines.	»	»
7	Junon.		»	»
8	Bringée.		»	»
9	Riche.		»	»
10	*Manon I.*	malades.		
11	*Manon II.*			
12	Nébula.	saines.	Cinquième.	»
13	Marton.		Troisième.	Troisième.

Ainsi il semblerait résulter de cette expérience, qu'il n'est pas nécessaire absolument d'un contact immédiat des animaux malades avec les animaux sains, pour que, dans une étable, la maladie se transmit des premiers aux seconds.

DEUXIÈME SÉRIE D'EXPÉRIENCES.

Cette première expérience faite, une deuxième question se présentait à étudier, question d'une importance pratique considérable, celle de savoir : *si les animaux qui ont subi, une première fois, les atteintes de la péripneumonie, à un degré quelconque, sont doués actuellement* (comme cela paraît résulter des renseignements recueillis par M. Yvart, dans son voyage d'Auvergne), *d'une sorte d'immu-*

nité qui leur permet de vivre, sans danger pour leur santé, dans un nouveau foyer d'infection.

Simultanément, la commission dut aussi se proposer de rechercher, si les animaux qui avaient été soumis une première fois à l'influence de la contagion et y étaient demeurés réfractaires, devaient ce privilége au hasard, ou s'il leur était acquis par une force de résistance qui leur fût propre.

Dans le but de résoudre cette double question, la commission a institué deux expériences parallèles, qui ont été poursuivies : l'une à la ferme de Charentonneau, près d'Alfort; l'autre à la ferme de la Pomeraye.

La commission a profité de ces expériences pour rechercher, en même temps, si des vaches qu'elle avait inoculées avec du sang, de la bave, de la matière de l'expectoration et des liquides excrémentitiels, aux dates des 4 et 14 novembre 1851 (expériences dont il sera rendu compte plus loin), avaient, par le fait de cette inoculation, obtenu le privilége de l'immunité contre l'invasion ultérieure du mal.

Voici, Monsieur le Ministre, comment ces expériences complexes ont été instituées et quels en ont été les résultats :

a. EXPÉRIENCES DE LA FERME DE CHARENTONNEAU.

Questions à résoudre :

« 1° Y a-t-il des animaux de l'espèce bovine qui soient décidément réfrac-
« taires à la contagion de la péripneumonie ?

« 2° Les animaux de cette espèce sont-ils préservés, à l'avenir, des at-
« teintes de la péripneumonie, lorsqu'à la suite d'une première cohabitation
« ils n'ont présenté que les symptômes d'une indisposition légère, caracté-
« risée principalement par une toux plus ou moins persistante ?

« 3° Les animaux qui ont contracté une première fois la péripneumonie
« ne sont-ils plus susceptibles de la contracter de nouveau ? »

Pour résoudre ces questions complexes, la commission a fait placer le 5 mars 1852, dans l'étable de la ferme de Charentonneau :

1° Cinq vaches, extraites de la ferme de la Pomeraye, où elles avaient été soumises à une première épreuve d'infection par cohabitation, ainsi qu'il vient d'être relaté dans le paragraphe précédent; ces vaches étaient :

a. Bringée (n° 10), de l'étable *B* de Rambouillet ; elle avait résisté complétement à l'influence de la contagion, et n'avait présenté aucun symptôme de maladie.

b. Kettly (n° 17), de l'étable *B* de Rambouillet ; elle avait résisté complètement à l'influence de la contagion, sans présenter aucun symptôme de maladie.

c. Clara (n° 1), de l'étable *A* de Rambouillet ; elle avait été la troisième de cette étable atteinte de la péripneumonie, à la date du 21 décembre 1851.

d. Norma (n° 3), de l'étable *A* de Rambouillet ; elle avait été la cinquième de cette étable atteinte de la péripneumonie, à la date du 23 décembre 1851.

e. La Coquette, de l'étable *A* de Rambouillet ; elle avait été la sixième atteinte de la péripneumonie, à la date du 12 janvier.

2° Avec ces cinq vaches, on mit dans la même étable deux vaches parfaitement saines et vierges de toute expérience antérieure, savoir : *Marion* (n° 7) et *Zula* (n° 8).

Ces deux vaches devaient servir de sujets de comparaison pour apprécier la nouvelle influence de la cohabitation, sur les vaches de la Pomeraye.

3° Enfin, six autres vaches, savoir : *Rose-de-Mai* (n° 1), *Mille-Fleurs* (n° 4), *Jacqueline* (n° 3), *Blanchette* (n° 8), *Rosette* (n° 3) et *Bucheronne* (n° 5), inoculées avec du sang, du mucus nasal et des liquides excrémentitiels, dans un but expérimental qui sera relaté plus loin et qui n'est indiqué ici que pour ordre, furent soumises simultanément à la même épreuve de cohabitation.

L'étable de Charentonneau, ainsi composée, contenait donc en tout treize animaux d'expériences, à savoir :

1° Trois vaches provenant de Rambouillet et ayant déjà été atteintes de la péripneumonie ;

2° Deux vaches, ayant vécu pendant tout le temps de l'expérience de la Pomeraye, dans le foyer de la contagion, sans contracter la maladie et sans présenter le plus léger symptôme morbide ;

3° Deux vaches parfaitement saines, et n'ayant subi encore aucune expérience d'inoculation et de cohabitation ;

Et 4°, six vaches inoculées avec les matières indiquées ci-dessus.

Les choses étant ainsi disposées, le 21 janvier 1852, deux premières vaches malades furent introduites dans l'étable de Charentonneau ; l'une, la *Négresse*, fut placée entre *Rosette*, inoculée avec du sang chaud, et *Zula*, qui n'avait encore été soumise à aucune expérience ; l'autre, l'*Invalide*, fut intercalée entre *Marion*, vache qui n'avait encore été soumise à aucune expérience, et *Mille-Fleurs*, inoculée avec du mucus nasal chaud.

La première de ces vaches, la *Négresse*, vécut dans l'étable du 21 juin au 9 juillet, jour où elle fut sacrifiée à Alfort, pour servir à des expériences d'inoculation dont il va être parlé plus loin (en tout dix-huit jours); l'autre mourut dans l'étable le 30 juin (neuf jours après son introduction).

Le 27 juin, une nouvelle vache malade, la *Bringée-blanche*, fut introduite à Charentonneau et placée entre *Bringée* (n° 10) et *Kettly* (n° 17), vaches provenant de Rambouillet.

Elle y resta jusqu'au 30 juin, jour de sa mort. Le 30, deux autres vaches furent placées ; l'une, la *Joue-Blanche*, à la place qu'avait occupée l'*Invalide*, entre *Marion* et *Mille-Fleurs*; l'autre, la *Grande*, entre *Bringée* (n° 10) et *Kettly* (n° 17), à la place qu'avait occupée la *Bringée-Blanche*, l'une et l'autre ne vécurent que quarante-huit heures.

En tout, cinq vaches malades furent introduites dans l'étable de Charentonneau, du 21 au 30 juin. Il sera indiqué plus loin, dans le paragraphe consacré à la relation de l'expérience spéciale qui les concerne, ce qu'il advint des six vaches, préalablement inoculées, soumises à cette épreuve de contagion par cohabitation.

Pour éviter la confusion, on ne parlera ici que des cinq vaches de la Pomeraye et des deux vaches vierges de toute expérience préalable, qui furent exposées avec elles, dans un but comparatif, à la contagion par cohabitation.

De ces sept vaches, six sortirent saines et sauves de cette épreuve, savoir : les cinq vaches de la Pomeraye et une des vaches saines, *Marion* (n° 7).

Seule, *Zula* (n° 8), l'autre vache saine, contracta la péripneumonie, après trente-cinq jours de cohabitation.

Conclusions de cette expérience.

Cette expérience tend à démontrer :

1° Que la péripneumonie est susceptible de se transmettre des animaux malades aux animaux sains, qui n'ont eu aucune relation antérieure avec des animaux malades ; fait déjà démontré par la première expérience de la Pomeraye ;

2° Qu'il y a des animaux réfractaires à la contagion de la péripneumonie ;

3° Que les animaux qui ont été atteints une première fois de la péripneumonie, ne sont plus susceptibles de la contracter de nouveau.

b. EXPÉRIENCES DE LA FERME DE POMERAYE.

Questions à résoudre :

« 1° Y a-t-il des animaux de l'espèce bovine qui soient décidément réfrac-
« taires à la contagion de la péripneumonie ?

« 2° Les animaux de cette espèce sont-ils préservés, à l'avenir, des at-
« teintes de la péripneumonie, lorsqu'à la suite d'une première cohabitation
« ils n'ont présenté que les symptômes d'une indisposition légère, caracté-
« risée principalement par une toux plus ou moins persistante ?

« 3° Les animaux qui ont contracté une première fois la péripneumonie
« ne sont-ils plus susceptibles de la contracter de nouveau ? »

Dans le but de poursuivre cette recherche, la commission fit réunir au mois de mai, dans une seule étable de la Pomeraye, l'étable *A*, tout ce qui restait du premier troupeau de cette ferme qui avait servi à la première expérience de cohabitation dont la relation a été donnée plus haut.

Ce troupeau se composait des animaux suivants :

1° La *Jolie* (n° 22), vache introduite malade dans l'étable *B* le 2 décembre 1851, et guérie spontanément ;

2° *Homard* (n° 14), de l'étable *B* ; elle avait eu la péripneumonie à la suite de la première cohabitation ;

3° *Rosine* (n° 9), de l'étable *A* ; elle avait contracté la péripneumonie à la suite de la première cohabitation ;

4° *Babet* (n° 7), de l'étable *A;* elle n'avait présenté d'autres symptômes que la toux ;

5° *Suzon* (n° 13), de l'étable *B;* elle n'avait eu d'autres symptômes que la toux.

6° *Nébula* (n° 4), de l'étable *B;* elle n'avait eu d'autres symptômes que la toux ;

7° *Martin* (n° 15), de l'étable *A*, taureau; il n'avait eu d'autres symptômes que la toux, bien *qu'il eût sailli des vaches affectées de la péripneumonie ;*

8° *La Biche* (n° 13), de l'étable *B;* elle avait résisté à la première expérience de la cohabitation ;

9° *Junon* (n° 19), de l'étable *B;* elle avait résisté à la première expérience de cohabitation.

Il y avait donc, dans ce troupeau, trois animaux qui avaient déjà été atteints de la péripneumonie ; quatre qui n'avaient présenté d'autres symptômes, à la suite de la première cohabitation, qu'une toux plus ou moins persistante, et deux qui étaient demeurés complètement réfractaires à l'influence de la contagion

Le 6 juillet 1852, cinq vaches affectées de la péripneumonie furent envoyées de Paris à la ferme de la Pomeraye, et intercalées dans les rangs des vaches ci-dessus indiquées, réunies dans l'étable *A*. Les animaux malades et les animaux sains furent disposés dans l'ordre suivant :

1° *Jolie*, vache introduite malade le 2 décembre 1851 dans le troupeau de la Pomeraye, et guérie ;

2° *Cora*, nouvelle vache malade envoyée le 6 juillet 1852, et morte le 6 août ;

3° *Babet*, vache de la Pomeraye, elle a toussé mais n'a pas eu la péripneumonie ;

4° *Victoire*, nouvelle vache envoyée malade le 6 juillet 1852, et morte le 14 ;

5° *Homard*, vache de la Pomeraye ayant contracté la maladie par cohabitation, et guérie ;

6° *La Rouge*, nouvelle vache envoyée malade le 6 juillet, et guérie spontanément ;

7° *Suzon*, vache de la Pomeraye, ayant contracté la péripneumonie à la suite de la première cohabitation ;

8° *Rosine*, vache de la Pomeraye, ayant contracté la péripneumonie à la suite de la première cohabitation ;

9° *Junon*, vache de la Pomeraye, n'ayant jamais été malade ;

10° *Citronne*, nouvelle vache envoyée malade le 6 juillet, et morte le 31 ;

11° *Nébula*, vache de la Pomeraye, ayant contracté la maladie à la suite de la première cohabitation ;

12° *Martin*, taureau de la Pomeraye n'ayant pas été malade, mais ayant toussé ;

13° *Follette*, nouvelle vache envoyée malade le 6 juillet, et morte le 12 ;

14° *Biche*, vache de la Pomeraye n'ayant jamais été malade.

De ces cinq vaches, introduites malades à la Pomeraye, une seule guérit, *la Rouge*; les quatre autres moururent dans l'étable, savoir :

1° *Cora*, le 7 août, après trente-deux jours de séjour dans l'étable ;

2° *Victoire*, le 14 juillet, après sept jours ;

3° *Citronne*, le 31 juillet, après vingt-cinq jours ;

4° Et *Follette*, le 13 juillet, après six jours.

Il est remarquable que, malgré la longueur du séjour de quelques-unes des vaches malades dans l'étable de la Pomeraye, aucun des animaux de cette étable, soumis à cette deuxième expérience de contagion par cohabitation, non-seulement n'a contracté la maladie, mais même n'a présenté le plus léger symptôme morbide.

Ce résultat est surtout frappant, si on le rapproche de celui qui s'est produit, après la première introduction des vaches malades au milieu du troupeau de la Pomeraye, introduction qui a été suivie du développement de la péripneumonie sur la moitié des animaux en expérience.

Conclusion.

Cette expérience tend conséquemment à démontrer, comme celle du même ordre faite à Charentonneau et rapportée plus haut :

1° Qu'il y a des animaux de l'espèce bovine réfractaires à la contagion de la péripneumonie ;

2° Que les animaux de cette espèce sont préservés contre de nouvelles atteintes de la péripneumonie, lorsqu'ils ont contracté une première fois cette maladie, ou lorsqu'ils n'ont présenté que des symptômes d'une indisposition légère, à la suite d'une première cohabitation.

§ II.

Expériences sur l'inoculation de la péripneumonie.

La commission s'était proposé, par son programme, de rechercher par quelles voies la péripneumonie peut se transmettre des animaux malades aux animaux sains, et notamment si le sang, la bave, la matière de l'écoulement nasal et les matières fécales ne pourraient pas être les véhicules de l'agent propagateur de cette maladie.

Dans le but d'éclairer cette question, elle entreprit une première expérience d'inoculation qu'elle suivit à la ferme de Charentonneau près Alfort, en même temps que celle de contagion par cohabitation qu'elle avait instituée à la ferme de la Pomeraye et dont il vient d'être rendu compte.

PREMIÈRE SÉRIE D'EXPÉRIENCES.

Questions à résoudre :

« 1° La péripneumonie est-elle susceptible de se transmettre aux animaux « sains par l'inoculation du sang, de la bave, de la matière de l'écoulement « nasal et des matières excrémentitielles provenant d'animaux affectés de « cette maladie ?

« 2° Les animaux sains que l'on a soumis à l'inoculation de ces matières « ont-ils contracté par ce fait une immunité, à un degré quelconque, contre « l'influence contagieuse de la maladie ? »

Les expériences entreprises pour résoudre la première de ces questions furent spécialement confiées à la surveillance d'une sous-commission composée de MM. Delafond, Renault et Reynal. Elles se firent à la ferme de Charentonneau.

L'étable choisie pour loger les sujets d'expérience était dans des conditions excellentes de salubrité.

Huit vaches saines furent achetées, le 29 septembre 1851, par les

soins de M. Renault; six chez M. Duclos, maître de poste et cultivateur à Lieusaint et membre du conseil général de Seine-et-Marne;
deux chez M. Bourdin, cultivateur à Noisy-Cramayelle, distant de
4 kilomètres de Lieusaint.

Ces vaches avaient été achetées deux ans auparavant dans le Coten-
tin, où la péripneumonie n'a jamais apparu, et depuis l'époque de leur
acquisition, elles étaient restées chez leurs nouveaux propriétaires,
dans la commune de Lieusaint, où la maladie n'a jamais sévi, ainsi qu'il
résulte de la déclaration de MM. Duclos et Bourdin et d'un certificat
du vétérinaire de la localité, M. Chevrier. Elles étaient très-vigou-
reuses, et leurs propriétaires ne consentaient à les vendre que parce
qu'elles étaient les moins bonnes laitières de leur troupeau.

L'état de parfaite santé de ces animaux, déjà reconnu, au moment
de leur acquisition, par les moyens d'exploration ordinaires et par
l'auscultation, fut confirmé par plusieurs membres de la commission,
après leur livraison à Alfort, le 6 octobre 1851.

Elles furent logées, dès leur arrivée, dans l'étable de Charentonneau
préparée à cet effet, et soumises au même régime que chez leurs anciens
propriétaires ; mais leur ration, ayant été reconnue trop forte, fut diminuée de 7 kilogrammes par tête.

Au bout d'un mois de séjour dans le pays où elles venaient d'être
transportées, ces vaches, ayant, toutes, conservé les caractères de la
plus parfaite santé, furent soumises, dans les séances des 5 et 14 novembre 1851, aux expériences d'inoculation auxquelles elles étaient
destinées.

1° Deux premières vaches, dénommées et numérotées *Rose-de-Mai*
(n° 1) et *Mille-Fleurs* (n° 4), furent inoculées avec du mucus nasal
chaud, provenant de vaches affectées de la péripneumonie, dans les régions suivantes : *a*. de chaque côté de la vulve (par deux piqûres);
b. de chaque côté de l'encolure, dans la gouttière des jugulaires (par
deux piqûres); *c*. au-dessus des trayons antérieurs (par deux piqûres);
d. à chaque paupière supérieure (par une piqûre); et *e*. à la région
du mufle (par trois piqûres).

Depuis le 5 novembre 1851, jour où ces vaches furent inoculées par
ce mode, dans les régions et avec la matière qui viennent d'être indi-

quées, jusqu'au mois de juillet 1852, ces animaux ne présentèrent aucun signe maladif; les piqûres se cicatrisèrent sans traces appréciables d'inflammation et de réaction locale.

2° Deux autres vaches, *Jacqueline* (n° 2) et *Blanchette* (n° 6), servirent, à la même date, à des essais d'inoculation avec des liquides excrémentitiels, pris sur les animaux qui avaient fourni la matière de l'expérience précédente. Les inoculations se firent aux mêmes régions que sur les premiers sujets, et ne produisirent aucun phénomène apparent d'inflammation et de réaction locales; au bout de six mois, les sujets de cette expérience avaient toujours conservé les signes de la santé la plus parfaite.

3° Deux autres vaches, *Rosette* (n° 3) et *Bucheronne* (n° 5) furent inoculées dans les mêmes régions indiquées ci-dessus, avec du sang chaud puisé à la même source, et les résultats de ces inoculations furent aussi nuls en apparence que dans les deux premiers cas.

4° Enfin, deux dernières vaches de ce troupeau, *Marion* (n° 7) et *Zula* (n° 8), ne furent soumises actuellement à aucune expérience, pour servir de terme de comparaison.

L'attention et les moyens de la commission ayant été concentrés sur l'étude plus importante de l'inoculation, considérée comme mesure préventive de la péripneumonie, les expériences qui précèdent n'ont pas été répétées, et comme elles ne sont pas assez nombreuses pour servir de base à une conclusion quelconque, la commission ne les fait enregistrer ici que pour mémoire.

Toutefois, bien que ces différentes inoculations n'eussent pas été accusées par des symptômes appréciables, il était intéressant cependant de rechercher, si les animaux inoculés suivant le mode et avec les matières qui viennent d'être relatés n'avaient pas contracté, à un degré quelconque, une immunité contre l'influence contagieuse de la péripneumonie. Cette idée avait été émise dans la commission par un de ses membres, M. Renault, dans sa séance du 12 mai 1852.

Dans le but de poursuivre cette recherche, la commission résolut de soumettre les sujets de cette expérience à l'influence de la contagion par cohabitation, dans la même étable de la ferme de Charentonneau, où furent enfermées, pour être exposées à la même influence, les cinq vaches de la Pomeraye dont il est parlé plus haut. (Deuxième série d'expériences de cohabitation, rubrique *a*.)

En conséquence, les six vaches qui avaient servi à la première expérience d'inoculation furent associées, en même temps que les deux vaches du même troupeau restées intactes pour fournir un terme de comparaison, aux cinq vaches du troupeau de la Pomeraye, et soumises à l'influence de la contagion par cohabitation, comme cela est indiqué au paragraphe sus-relaté (voir ce paragraphe et le tableau annexé).

Cette expérience avait été commencée le 22 juin 1852. Le 27 juillet 1852, *Rosette* (n° 3), inoculée avec du sang chaud, voisine d'une des vaches malades introduites dans l'étable, contracta la péripneumonie.

Puis ce fut le tour de *Zula* (n° 8), l'une des vaches de Charentonneau non inoculée, voisine de gauche de la *Négresse*, elle présenta les symptômes de la péripneumonie le 28.

Puis *Blanchette* (n° 7), inoculée avec des liquides excrémentitiels, tomba malade le 29 ; elle était séparée des vaches introduites malades par une intermédiaire.

Enfin, *Jacqueline* (n° 2), inoculée avec des liquides excrémentitiels, fut atteinte de la péripneumonie le 5 août.

Ainsi trois des vaches de la ferme de Charentonneau qui avaient servi aux expériences d'inoculation relatées ci-dessus, contractèrent la péripneumonie, en même temps que *Zula* non inoculée, après une période de cohabitation variant de trente-cinq à quarante jours.

Trois de ces quatre vaches guérirent spontanément : ce furent *Blanchette* et *Jacqueline* (inoculées avec des matières excrémentitielles), sur lesquelles la maladie fut assez bénigne, et *Zula* (vache non inoculée), sur laquelle elle fut au contraire très-grave, et qui ne se rétablit qu'après trente-huit jours.

Rosette (inoculée avec du sang chaud), la plus malade de ces vaches et sur le point de mourir, fut abattue, par mesure d'économie, vu son état d'extrême embonpoint. Son autopsie, faite en présence de deux membres de la commission, démontra que la péripneumonie était arrivée à son degré le plus avancé.

Le tableau suivant indique les rapports des animaux sains avec les animaux malades, dans la ferme de Charentonneau, et la marche que la maladie a suivie dans son invasion.

N° D'ORDRE.	INDICATION DES RAPPORTS DES ANIMAUX SAINS AVEC LES MALADES.		INDICATION DE L'ÉTAT ANTÉRIEUR.		ORDRE D'APPARITION DE LA PÉRIPNEUMONIE.
1	Rose-de-Mai. . . .	saines.	Inoculée avec le mucus.		»
2	Zula.		Non-inoculée.		Deuxième.
3	*La Négresse.*	malade.			
4	Rosette		Inoculée avec le sang chaud.		Première
5	Bûcheronne.	saines.	*id.*	*id.*	»
6	Marion.		Non-inoculée.		»
7	*Invalide.*	malades.			
8	*Joue-Blanche.* . .				
9	Mille-Fleurs.		Inoculée avec le mucus.		»
10	Jacqueline.	saines.	Inoculée avec les excréments.		Quatrième.
11	Blanchette		*id.*	*id.*	Troisième.
12	Coquette	vaches saines de Rambouillet.	Péripneumonie à Rambouillet.		»
13	Clara		*id.*	*id.*	»
14	Norma		*id.*	*id.*	»
15	Bringée.		Non-malade, malgré cohabitat.		»
16	*Bringée-Blanche* .	malades.			
17	*La Grande.*				
18	Kelly.	saine	Non-malade, malgré cohabitat.		»

NOTA. — *Clara* et *Kelly* furent placées entre *Rosette* et *Zula* pendant tout le temps de leur maladie.

Conclusion.

En présence des faits donnés par cette expérience, la commission croit utile de faire observer que sur les *six* vaches inoculées avec du sang, des matières excrémentitielles et du mucus nasal, trois seulement ont contracté la maladie, à savoir : les deux qui ont été inoculées avec des matières excrémentitielles et une de celles qui furent inoculées avec du sang ; tandis que les deux vaches inoculées avec le mucus nasal, et une de celles qui furent inoculées avec du sang ne l'ont pas contractée.

Il ne serait donc pas impossible que l'un de ces modes d'inoculation, et principalement *celui que l'on peut faire avec la matière de l'écoulement nasal,* donnât de bons résultats comme moyen préservatif de la péripneumonie.

De nouvelles expériences devront être faites pour résoudre cette importante question.

DEUXIÈME SÉRIE D'EXPÉRIENCES.

Après avoir fait, aux termes de son programme, ces premières expériences, ayant pour but la recherche des propriétés contagieuses de la péripneumonie, par voie de cohabitation et par l'inoculation de quelques-unes des matières provenant des animaux malades, la commission s'est trouvée en présence de la grave question soulevée en Belgique par le docteur Willems, de Hasselt, question dont la solution est des plus importantes pour la pratique et l'hygiène publique vétérinaires, celle de savoir :

1° Si la péripneumonie est transmissible aux animaux sains par l'inoculation de la matière morbide que contiennent les poumons des animaux malades ;

2° Si son inoculation par ce mode, transmet aux animaux qui la subissent une maladie plus bénigne que la maladie développée spontanément ;

3° Enfin, si les animaux inoculés sont, par ce fait, préservés à l'avenir des atteintes de la maladie spontanée, ou transmissible par voie d'inoculation ou de cohabitation.

Les expériences de cohabitation qui viennent d'être relatées, tendant à faire présumer que la maladie n'attaque pas deux fois un même animal, il était rationnel de rechercher, d'après les indications du docteur Willems, si par l'inoculation directe, dans le cas où ses conséquences seraient bénignes, on ne pourrait pas arriver d'emblée à doter les animaux de cette immunité, qu'ils n'acquièrent, dans les circonstances habituelles de la pratique, qu'en courant les dangers de la mort, et si l'on n'obtiendrait pas ainsi, comme par l'inoculation de la variole de l'homme et de la clavelée du mouton, un moyen de mettre le gros bétail à l'abri du plus terrible fléau qui l'atteint aujourd'hui.

En présence de cette question si considérable que M. le docteur Willems disait avoir résolue complétement par l'affirmative, dans le mémoire qu'il a adressé à votre administration, la commission, à l'examen de laquelle ce travail était renvoyé, a cru devoir s'occuper, toutes autres affaires cessantes, de vérifier, par l'expérimentation, si la doctrine de l'honorable docteur belge était fondée.

Toutes les recherches dont il nous reste à vous rendre compte, Monsieur le Ministre, ont été dirigées exclusivement vers ce but.

EXPÉRIENCES SUR L'INOCULATION PRÉVENTIVE.

Questions à résoudre :

« 1° La péripneumonie est-elle susceptible de se transmettre, avec sa forme
« et ses symptômes caractéristiques, aux animaux sains de l'espèce bovine
« par l'inoculation du liquide extrait d'un poumon malade?

« 2° Dans le cas où l'inoculation ne déterminerait pas sur les animaux
« sains une répétition exacte de la forme et des symptômes de la maladie
« inoculée, comme cela se remarque à la suite de l'inoculation de toutes les
« maladies contagieuses, quels sont les phénomènes locaux ou généraux
« qui en sont la conséquence? Dans quelles proportions et avec quels carac-
« tères plus ou moins graves d'intensité ces phénomènes se produisent-ils?

« Combien d'animaux succombent aux suites de l'inoculation?

« Combien récupèrent la santé après avoir été soumis à son épreuve, et
« dans quelles conditions? »

Afin de faire, dans toutes les conditions désirables de réussite, les différentes expériences propres à lui donner la solution de ces importantes questions, la commission dut d'abord s'inquiéter de trouver un local assez distancé des maisons d'habitation pour qu'elle n'eût pas à craindre le contact de ses propres animaux avec des animaux voisins, dont l'état sanitaire ne lui serait pas connu;

Assez spacieux et assez bien disposé pour qu'il pût servir à loger un troupeau considérable dans toutes les conditions exigées par l'hygiène;

Auquel, enfin, seraient annexés des pâturages convenables sous le double rapport de la qualité et de l'étendue, qui pussent permettre de mettre les animaux en liberté une partie de la journée et de les nourrir à un prix modéré.

Toutes ces conditions lui parurent réunies dans une ferme de Maisons-Alfort, sise à 2 kilomètres de l'École vétérinaire, dont les étables sont vastes et bien aérées, et dont les terres, divisées en plusieurs enclos de pâture par des haies vives et des palissades, lui offraient justement une disposition excellente pour séparer en différents lots, si on le jugeait nécessaire, les animaux sur lesquels on se proposait d'expérimenter.

En outre, la commission réserva les étables de la ferme de Charentonneau, dans laquelle avaient été faites les expériences de cohabitation et la première série d'expériences d'inoculation dont il vient d'être rendu compte, pour soumettre à l'épreuve de la cohabitation avec des animaux malades un lot d'animaux qui auraient subi l'épreuve de l'inoculation préventive à la ferme de Maisons-Alfort.

Choix des animaux propres aux expériences.

La question de l'inoculation, envisagée sous le triple point de vue que nous avons indiqué plus haut, ne pouvait être complétement et rapidement résolue qu'autant que, d'une part, on se servirait, pour expérimenter, d'une assez grande masse d'animaux sur lesquels l'inoculation serait tentée simultanément, afin que les faits réunis, pour ou contre, pussent être assez nombreux pour fournir les éléments d'une démonstration certaine dans un sens ou dans l'autre ;

Que, d'autre part, on soumettrait à l'influence de la contagion, en même temps que les animaux inoculés, un certain nombre de sujets vierges de toute inoculation, et qui serviraient de terme de comparaison pour vérifier si réellement l'inoculation possède des propriétés préventives ;

Et que, en troisième lieu, les animaux servant à cette double expérience proviendraient d'un pays où la péripneumonie serait encore inconnue, et conséquemment offriraient, à ce point de vue, toutes les garanties sanitaires désirables.

Mais, pour obtenir la réunion de toutes ces conditions, il fallait tâcher de faire l'acquisition des animaux au prix le plus modéré possible, afin que les limites du crédit ouvert à la commission ne fussent pas dépassées.

C'est ce motif qui décida la commission à faire acheter les animaux dont elle avait besoin dans le département du Loiret, au milieu de la forêt d'Orléans, où se trouve une variété de bêtes à cornes, de petite taille, très-rustique, et qui, jusqu'à présent, n'a pas éprouvé les atteintes de la péripneumonie.

En conséquence, l'un des membres de la commission, M. Renault, directeur de l'Ecole d'Alfort, reçut la mission de se rendre dans le Loiret pour y acquérir des animaux d'expériences, et, grâce à ses soins, la commission eut à sa disposition un premier troupeau de cinquante-six bêtes, achetées au prix moyen de 100 fr. par tête, sur lesquelles ont été tentées les expériences d'inoculation dont il va être rendu compte.

Procédés suivis dans la pratique de l'inoculation préventive.

La commission s'étant proposé tout d'abord pour but de vérifier les résultats annoncés dans le mémoire de M. Willems, dut s'astreindre, dans quelques-unes de ses expériences, à imiter exactement les procédés d'inoculation que le médecin du Limbourg a indiqués dans son travail.

Or, M. le docteur Willems avait dit, dans son premier mémoire, qu'il inoculait le liquide séreux qui suinte de la coupe d'un poumon malade, lorsque le poumon est encore chaud, soit que la bête dont il provenait eût succombé à la péripneumonie ou qu'elle eût été sacrifiée.

Il indiquait que la maladie ne devait pas être à sa première période pour que le liquide inoculable possédât toutes ses propriétés.

Il pratiquait l'inoculation à quelques centimètres de l'extrémité de la queue, de préférence à toute autre région du corps, parce que les engorgements consécutifs à l'inoculation lui paraissaient moins dangereux dans cette partie que dans toute autre.

Enfin, après avoir indiqué le procédé d'incision sous-cutanée comme le meilleur, M. Willems, éclairé par l'expérience, prescrivit d'insérer le liquide inoculable par une simple ponction de la peau à l'aide d'un grattoir et d'une lancette.

La commission s'est fait un devoir de suivre, dans une première série d'expériences, les indications données par le docteur Willems, dont elle voulait vérifier les propositions, tout en essayant comparativement d'autres procédés.

En conséquence, dans les séances des 9, 21, 25 juillet et 5 août, elle procéda à l'inoculation d'un premier lot de vingt-deux animaux de la manière suivante :

Le 9 juillet 1852, on fit abattre dans l'amphithéâtre d'anatomie de l'École d'Alfort une vache affectée de la péripneumonie, à une période qui n'était pas encore la période dernière, sans qu'on pût préciser au juste à quel degré la maladie était arrivée, les signes à l'aide desquels on pourrait indiquer les degrés marqués dans la théorie manquant dans la pratique.

L'autopsie de cette bête faite, il fut constaté qu'elle était affectée de la péripneumonie parfaitement caractérisée par les lésions propres.

On pratiqua l'inoculation du liquide séreux qui suintait de la coupe du poumon malade :

1° Sur deux vaches numérotées 1 et 2, par deux incisions de 2 centimètres environ, faites sur chacune, à quelques centimètres de l'extrémité de la queue, et qui intéressaient toute la profondeur de la peau jusqu'au tissu cellulaire sous-cutané ;

2° Sur deux autres vaches numérotées 14 et 15, par deux incisions sous-épidermiques, à l'aide de la lancette, pratiquées sur chacune, à la même région de la queue.

Le 25 juillet, l'inoculation par le procédé d'incisions longitudinales et profondes de la peau de l'extrémité de la queue fut pratiquée sur quatre vaches numérotées 3, 4, 5, 6.

Sur ces quatre vaches, on inséra dans les plaies, non-seulement du liquide qui suintait de la coupe d'un poumon malade, mais de la matière de ce poumon obtenue par le grattage de la surface de la coupe avec le tranchant du bistouri.

La vache dont le poumon servit à l'inoculation avait été abattue en présence de deux membres de la commission, qui l'avaient choisie la veille dans un lot de vaches malades.

Elle était affectée de la péripneumonie à son début, d'après les renseignements recueillis sur la date de sa maladie et l'aspect des lésions morbides.

A la même date du 25 juillet, l'inoculation du liquide provenant du poumon de cette vache fut faite, par le procédé des piqûres sous-épidermiques, à quelques centimètres de l'extrémité de la queue (trois piqûres) de la vache portant le n° 16.

Le 5 août 1852, on procéda à l'inoculation du liquide de la péripneumonie : 1° sur les deux vaches portant les n°° 11 et 12, par le procédé d'incisions longitudinales, à quelques centimètres de l'extrémité de la queue ; 2° sur les vaches portant les n°° 7, 8, 9 et 10, par des piqûres, au nombre de deux, faites à la même région de la queue, à l'aide d'un grattoir de bureau chargé de liquide inoculable ; 3° sur les vaches portant les n°° 15, 17, 18, 19 et 20, par des piqûres sous-épidermiques, pratiquées à la même région de la queue, à l'aide de la lancette ordinaire.

La vache dont le poumon fournit la matière de l'inoculation avait été choisie par deux des membres de la commission dans un lot de vaches malades.

Afin d'apprécier les effets comparatifs de l'inoculation de la matière spéciale de la péripneumonie et de celle provenant des plaies gangréneuses ou putrides, la commission fit inoculer le 29 juillet : 1° à la vache portant le n° 21, de la matière putride provenant de la matrice d'une vache non délivrée et dont le délivre était putréfié dans l'utérus ; 2° à la vache portant le n° 22, de la matière putride provenant d'une plaie pénétrante de l'abdomen d'une vache qui avait péri à la suite de cet accident.

Après avoir procédé à ces premières épreuves d'inoculation sur ce groupe de vingt-deux animaux, la commission, désirant suivre et étudier la marche des phénomènes consécutifs à ces opérations, différa, pendant quelques semaines, de continuer ses expériences sur les autres sujets du troupeau. Elle les reprit aux dates des 11 et 12 septembre 1852, et procéda de la manière suivante :

Vingt-cinq animaux furent inoculés à quelques centimètres de l'extrémité de la queue ; ce furent les sujets portant les n°° 23, 24, 25, 26, 27, 28, 29, 30, 32, 33, 34, 35, 38, 40, 42, 43, 44, 46, 47, 48, 49, 50, 51, 54, 55.

L'inoculation fut pratiquée avec une *feuille de sauge double*, instrument vétérinaire dont l'extrémité de la lame à double tranchant est semblable à celle de la lancette de la chirurgie de l'homme, mais dans de plus grandes proportions.

Cet instrument fut plongé perpendiculairement, à travers l'épaisseur de la peau de la queue, jusque dans le tissu cellulaire sous-cutané, à 5 ou 6 centimètres au-dessus de l'extrémité terminale de l'organe.

Les piqûres, au nombre de trois sur tous les sujets inoculés, excepté sur ceux portant les n°° 29 et 30 sur lesquels il n'y en eut que deux, mesuraient un centimètre environ de longueur, et furent pratiquées indifféremment sur les faces dorsale, latérales et inférieure de la queue.

Le liquide qui servit aux inoculations fut, pour presque tous les sujets de cette expérience, une sérosité parfaitement limpide et incolore recueillie dans le fond d'un sillon creusé avec la tranche du bistouri, à travers la substance d'un poumon malade, immédiatement extrait d'un cadavre encore chaud.

Pour trois des vaches inoculées seulement, les n°° 48, 49, 50, cette sérosité était rendue rougeâtre par son mélange avec du sang, et pour une seule, portant le n° 49, la matière introduite dans les piqûres de la queue était une matière boueuse, obtenue par le grattage fait avec le tranchant du bistouri sur la coupe du poumon malade.

Sur cinq vaches portant les n°° 31, 37, 39, 52 et 56, l'inoculation fut faite à la région du fanon, par trois piqûres avec le grattoir, qui servirent à introduire, jusque dans le tissu cellulaire, de la sérosité limpide recueillie sur la coupe d'un poumon malade. Outre les piqûres d'inoculation faites au fanon, la vache n° 37 en portait une à la face latérale droite de l'encolure.

Deux vaches, celles portant les n°° 45 et 53, furent inoculées à la région de l'encolure, avec de la sérosité pulmonaire limpide, la première par deux piqûres, l'une supérieure, l'autre inférieure, sur chaque côté de l'encolure; la deuxième par trois piqûres, deux à droite et une à gauche.

Enfin, l'inoculation fut faite sur les vaches marquées par les n°° 36 et 41, à la région des oreilles : sur la première par deux piqûres à la face interne de l'oreille gauche, et sur la seconde par trois piqûres à la face externe de la même oreille.

A la date du 12 septembre 1852, cinquante-quatre animaux avaient donc été soumis à l'épreuve de l'inoculation préventive, dans des régions variées du corps et par des procédés différents, ainsi qu'il vient d'être indiqué.

Voici maintenant les résultats sommaires de ces inoculations :

Les cinquante-quatre animaux qui ont servi à ces expériences d'inoculation préventive de la péripneumonie, doivent être divisés en trois catégories distinctes, d'après la nature et la marche des phénomènes qui ont été consécutifs à l'opération.

A. — Dans la première catégorie, doivent être placés les animaux chez lesquels l'inoculation n'a été suivie que de phénomènes inflammatoires locaux, ou d'accidents généraux très-légers et qui ont guéri complétement, sans que l'inoculation laissât d'autres traces qu'une cicatrice, à peine visible, du point où le liquide inoculable avait été inséré.

B. — La deuxième catégorie comprend les animaux chez lesquels l'inoculation a déterminé des phénomènes inflammatoires très-intenses de la partie inoculée, et consécutivement la gangrène de cette partie et sa destruction dans une étendue plus ou moins considérable ; mais qui, malgré la gravité de ces accidents, ont résisté et ont guéri, au bout d'un temps plus ou moins long.

C. — Enfin, dans la troisième catégorie doivent être compris les animaux qui ont succombé à la suite des accidents inflammatoires et gangréneux, déterminés par l'inoculation.

A. — Première catégorie d'animaux inoculés.

(L'inoculation n'a été suivie que d'accidents légers ou nuls.)

Les animaux de cette catégorie portent les nos 2, 4, 11, 12, 15, 16, 17, 19, 20, 23, 24, 25, 28, 30, 32, 33, 34, 35, 38, 40, 42, 44, 46, 49, 50, 51, 55, — 31, 39, 56, — 36, — 45, 53, — en tout trente trois animaux, un peu moins des deux tiers de ceux sur lesquels l'inoculation a été expérimentée.

A l'exception des animaux portant les nos 31, 39 et 56, sur lesquels l'inoculation avait été faite au fanon ; du no 36, inoculé à la face interne de l'oreille gauche, et des nos 45 et 53, inoculés à l'encolure, tous les autres avaient été inoculés à l'extrémité de la queue par les procédés suivants :

1° Le procédé par incisions longitudinales profondes, avec insertion de sérosité et de matière pulmonaire pour les nos 2, 4, 11 et 12 ;

2° Le procédé par ponction avec le grattoir pour les nos 23, 24, 25, 28, 30, 32, 33, 34, 35, 38, 40, 42, 44, 46, 49, 50, 51, 55 ;

3° Le procédé par piqûre sous-épidermique pour les nos 15, 16, 17, 19, 20.

Quant aux inoculations des régions de l'oreille, de l'encolure et du fanon, elles furent toutes pratiquées avec le grattoir, par ponction de la peau et insertion de la sérosité limpide du poumon dans son épaisseur, et jusque dans le tissu cellulaire sous-cutané.

Chez tous ces animaux inoculés et guéris sans accidents, les phénomènes consécutifs à l'inoculation ont été à peu près semblables, à quelques différences près dans l'intensité.

Ils ont consisté généralement : d'abord dans la dessiccation des lèvres des plaies, et la formation de croûtes adhérentes à leur surface ; puis un engorgement inflammatoire chaud, douloureux, généralement très-circonscrit à la région de la queue, plus volumineux au fanon et à l'encolure, pouvant même atteindre le volume d'une tête d'homme comme dans le n° 39 inoculé au fanon, s'est manifesté et a été suivi d'un suintement séreux sous les premières croûtes formées qu'il détachait. Dans un assez grand nombre de cas, les petites plaies ont pris alors un caractère comme ulcéreux, puis elles se sont de nouveau recouvertes de croûtes très-adhérentes, revêtant dans quelques cas le caractère d'eschares très-circonscrites, intéressant toute l'épaisseur de la peau comme dans le n° 32 ; puis enfin est arrivée la période de desquammation, et la cicatrisation a été achevée.

Dans trois cas, sur la vache 16 inoculée à la queue, sur la vache 31 inoculée au fanon et sur la vache 36 inoculée à l'oreille, il s'est formé des abcès simples aux points des piqûres.

Le temps nécessaire pour l'apparition des phénomènes d'inflammation locale a varié suivant les sujets ; ces phénomènes ont apparu :

1° Sur les vaches portant les n°ˢ 33 et 35 inoculées à la queue, deux jours après l'inoculation ;

2° Sur les vaches 39 et 56 inoculées au fanon et sur les vaches 2, 4, 49, 50, 51 et 55 inoculées à la queue, trois jours après l'inoculation ;

3° Sur la vache 15 inoculée au fanon, quatre jours après l'inoculation ;

4° Sur les vaches 40 et 42 inoculées à la queue, six jours après l'inoculation ;

5° Sur les vaches 19 et 34 inoculées à la queue, sept jours après l'inoculation ;

6° Sur la vache 44 inoculée à la queue, dix jours après l'inoculation ;

7° Sur la vache 36 inoculée à l'oreille, onze jours après l'inoculation ;

8° Sur les vaches 23, 24, 25, inoculées à la queue, douze jours après l'inoculation ;

9° Sur les vaches 11 inoculée à la queue et 33 inoculée à l'encolure, quatorze jours après l'inoculation ;

10° Sur la vache 28 inoculée à la queue, vingt jours après l'inoculation ;

11° Sur les vaches 12 et 15 inoculées à la queue, vingt et un jours après l'inoculation ;

12° Sur la vache 16 inoculée à la queue, vingt-trois jours après l'inoculation ;

13° Sur la vache 32 inoculée à la queue, vingt-cinq jours après l'inoculation ;

14° Sur les vaches 30 et 46 inoculées à la queue, trente jours après l'inoculation ;

15° Et sur la vache 17 inoculée à la queue, quarante jours après l'inoculation.

Sur les vaches 20 inoculée à la queue et 45 inoculée à l'encolure, les phénomènes de l'inoculation ont été complètement nuls.

Quant aux phénomènes généraux, ils ont été à peine appréciables pour la plupart des animaux inoculés.

Chez un seul, le n° 4, on a remarqué un mouvement fébrile avec tristesse et refus de manger, vingt et un jours après l'inoculation.

Chez deux animaux, les n°° 15 et 19, il s'est produit une éruption pustuleuse très-remarquable des mamelles, pour le premier vingt jours et pour le second sept jours après l'inoculation.

La durée totale du temps nécessaire pour la disparition complète des phénomènes locaux consécutifs à l'inoculation, a varié aussi suivant les sujets.

Cette durée est indiquée dans le tableau suivant, où le nombre des jours pendant lesquels les phénomènes de réaction locale ont persisté, consécutivement à l'inoculation, est marqué par des chiffres en regard du numéro distinctif des sujets d'expériences :

N°ˢ INDICATIFS des animaux d'expériences.	NOMBRE DE JOURS pendant lesquels les phénomènes d'inflammation locale ont persisté après l'inoculation.	N°ˢ INDICATIFS des animaux d'expériences	NOMBRE DE JOURS pendant lesquels les phénomènes d'inflammation locale ont persisté après l'inoculation.
49	11	24	39
10	13	44	40
51	14	40	42
50	17	39	44
39 et 55	19	24 et 30	43
11	26	25	47
34	30	35 et 36	51
40	31	33 et 53	53
22	32	2	54
56	33	28	65
15	35	16	67
4	37	17	73
12	37	31	74
42	37		

B. — **Deuxième catégorie d'animaux inoculés.**

(L'inoculation a été suivie d'accidents gangréneux et de chute de la queue.)

Les animaux de cette catégorie portent les n°ˢ 1, 6, 7, 8, 9, 13, 14, 18, 26, 27, 29, 43, 47, 48, 54 ; en tout quinze sujets sur cinquante-quatre inoculés, un peu plus que dans la proportion de un sur quatre.

Les procédés suivis pour l'inoculation de ces quinze animaux ont été les suivants, savoir :

1° Le procédé par incisions longitudinales profondes à la queue, avec insertion de la sérosité et de la substance pulmonaire elle-même sur les animaux portant les n°ˢ 1 et 6 ;

2° Le procédé par ponction de la peau avec la lancette (une seule piqûre à 10 centimètres de l'extrémité de la queue), avec insertion de la sérosité et de la substance pulmonaire, grattées à la surface d'une coupe de l'organe, sur l'animal portant le n° 13 ;

3° Le procédé par ponction avec le grattoir à 10 centimètres de l'extrémité de la queue, et insertion de sérosité incolore du poumon ; une seule piqûre sur l'animal portant le n° 7, deux piqûres sur les animaux 8, 9 et 29, et trois piqûres sur les animaux 26, 27, 43, 47, 48 et 54 ;

4° Le procédé par piqûres sous-épidermiques à 10 centimètres de l'extrémité de la queue, avec insertion de sérosité pulmonaire pure: deux piqûres sur les animaux portant les n°ˢ 13 et 14.

Chez tous ces animaux, sur lesquels l'inoculation pratiquée par les quatre modes différents qui viennent d'être énumérés a été suivie d'accidents gangréneux et de chute de la queue, les phénomènes consécutifs à cette opération ont varié dans leur intensité.

A cet égard, ces animaux peuvent être divisés en deux groupes : le premier, comprenant les sujets portant les n°ˢ 1, 6, 7, 9, 27, 43, 48 et 54, sur lesquels l'inflammation consécutive à l'inoculation s'est circonscrite d'elle-même, dans des limites assez étroites, autour des points où l'insertion de la matière inoculable avait été faite, et le deuxième groupe, comprenant les n°ˢ 8, 13, 14, 18, 26, 29 et 47, sur lesquels l'inflammation consécutive s'est propagée des points de l'inoculation jusqu'aux régions supérieures de la queue, embrassant les muscles croupiens et fessiers, et se compliquant dans ces régions d'accidents gangréneux des plus graves.

a. — Sur les sujets du premier de ces groupes, l'influence spéciale de la matière insérée dans les plaies de l'inoculation s'est caractérisée d'une manière à peu près identique, ainsi qu'il suit :

1° Au bout d'un temps qui a varié de deux à vingt jours, les plaies des inoculations d'abord indolentes, sèches et recouvertes d'une croûte plus ou moins adhérente, produite par la dessiccation du sang et de la sérosité qui s'en étaient écoulés, sont devenues douloureuses, turgescentes, représentant chacune des sortes de nodosités papuleuses, lesquelles grossissaient rapidement et ne tardaient pas à former autour de la queue un bourrelet complet, chaud, douloureux, tendu, à la surface duquel la peau, réflétant une teinte violacée, se couvrait de nombreuses phlyctènes qui dénonçaient par leur présence, tout à la fois, et l'excès et la nature de l'inflammation spéciale qui les avaient produites.

2° Les plaies des inoculations s'ouvraient à la surface de ce bourrelet enflammé, laissaient écouler un liquide purulent, sanieux, prenaient en se renversant un aspect ulcéreux, puis se desséchaient et se revêtaient d'une large croûte noirâtre, ayant les apparences d'une eschare et participant de sa nature, car cette croûte était en partie formée par la mortification superficielle des bourgeons et des lèvres de la solution de continuité.

3° Simultanément la température de la partie de la queue, située au-dessous du bourrelet inflammatoire, s'abaissait insensiblement, dénonçant ainsi l'extinction graduelle des actions vitales dans cette partie ; tandis que, au contraire, dans les régions supérieures, l'exaltation persistante de la chaleur et de la sensibilité, la couleur plus foncée et la tumescence de la peau tendue, accusaient une réaction inflammatoire intense.

4° Entre la partie inférieure de la queue devenue froide, insensible, inerte, retirée sur elle-même et comme momifiée, et la partie supérieure chaude, douloureuse, gonflée, s'établissait un sillon disjoncteur qui creusant incessamment, mais avec une certaine lenteur, finissait par séparer définitivement la partie morte de la partie vive, au bout d'un temps qui a varié de vingt-trois à quarante-trois jours.

5° Une fois cette séparation faite, la cicatrisation marchait rapidement à l'extrémité de l'organe tronqué, et tous les phénomènes inflammatoires s'éteignaient.

Sur les animaux portant les n°ˢ 7 et 18, on a vu se produire, comme sur trois des animaux de la première catégorie, une éruption pustuleuse particulière des mamelles, sur le premier deux jours, et sur le deuxième un jour après l'inoculation.

Les vaches portant les n°ˢ 9 et 43 ont mis bas régulièrement la première vingt et un jours, et la deuxième dix jours après l'inoculation.

Sur la première, les phénomènes inflammatoires consécutifs à l'inoculation se sont manifestés trois jours après cette opération, en sorte que la parturition a coïncidé chez cette bête avec la réaction inflammatoire locale, tandis qu'elle l'a précédée dans la seconde, la réaction ne s'étant produite chez elle que dix-huit jours après l'inoculation.

A part ces phénomènes, soit d'éruption spéciale des mamelles, soit de parturition, qui viennent d'être relatés, on n'a pas observé sur les sujets inoculés de ce premier groupe, des symptômes généraux bien marqués qui accusassent l'action sur tout l'organisme de la matière inoculée. Les animaux soumis à cette épreuve n'ont pas cessé de manger et de ruminer comme dans l'état de santé ; tous les phénomènes anormaux consécutifs à l'inoculation, se sont produits et concentrés au lieu même où cette opération avait été pratiquée.

Le temps nécessaire pour l'apparition des premiers symptômes d'inflammation locale, consécutifs à l'inoculation, a été de deux jours pour les animaux portant les n°ˢ 1, 6, 54; de trois jours pour les n°ˢ 3 et 48; de onze jours pour le n° 7; de dix-huit jours pour le n° 43 et de vingt jours pour le n° 27.

La formation du sillon disjoncteur indiquant la mortification définitive de l'extrémité de la queue, s'est opérée dans les délais suivants :

<pre>
        Vaches n°ˢ 1 et 6 . . . . . . 19 jours après l'inoculation.
         —   43 . . . . . . 24 —   —   —
         —   54 . . . . . . 26 —   —   —
         —   9 . . . . . . 27 —   —   —
         —   7 et 48 . . . . . 29 —   —   —
         —   27 . . . . . . 38 —   —   —
</pre>

Enfin la séparation complète de l'extrémité de la queue mortifiée d'avec les parties vives s'est produite :

<pre>
     Sur les vaches n°ˢ 6 au bout de 23 jours.
         —   —   1 . . . . . . 28 —
         —   —   48 . . . . . . 37 —
         —   7, 9 et 43 . . . . . . 38 —
         —   —   54 . . . . . . 42 —
         —   —   et 27 . . . . . . 43 jours après l'inoculation.
</pre>

b. — Le deuxième groupe de la catégorie des animaux inoculés, sur lesquels l'inoculation a été suivie d'accidents gangréneux, comprend les sujets chez lesquels ces accidents ont été beaucoup plus graves.

Ce sont les animaux portant les n°ˢ 8, 13, 14, 18, 26, 29 et 47 (7 sur 15).

Sur ces animaux, les phénomènes consécutifs à l'inoculation se sont succédés d'une manière à peu près identique, dans l'ordre suivant :

1° Au bout d'un temps qui a varié de neuf à vingt-cinq jours, apparition dans la région de la queue où l'inoculation avait été faite, d'une tuméfaction chaude, douloureuse, tendue, se manifestant d'abord avec les mêmes caractères, et suivant la même marche que sur les animaux du premier groupe de cette catégorie, dont l'histoire vient d'être relatée.

Mais cette tuméfaction, au lieu de rester circonscrite dans des limites assez étroites, comme dans le premier cas, autour des piqûres de l'inoculation, suivait une marche rapidement ascendante, et progressait de l'extrémité de la queue vers sa base en conservant pendant quelque temps, dans tout le trajet qu'elle avait parcouru, les caractères de chaleur, de rougeur, de sensibilité extrême et de tension qui sont propres à l'inflammation portée à son plus haut degré.

2° Coloration rouge-violacée de la peau dans toute l'étendue de la tuméfaction inflammatoire, et apparition à sa surface de nombreuses phlyctènes qui devenaient, en s'ouvrant, la source d'un écoulement séreux très-abondant.

Simultanément, élargissement des plaies de l'inoculation qui prenaient, en se renversant, un caractère ulcéreux, laissaient écouler pendant quelque temps un liquide purulent, sanieux, puis ne tardaient pas à se dessécher et à se couvrir d'une croûte noirâtre, ayant l'aspect extérieur et les caractères d'une eschare.

3° Marche ascendante de l'engorgement inflammatoire de la queue vers les muscles croupiens et fessiers; infiltration œdémateuse de la marge de l'anus et des lèvres de la vulve, avec obstacle à la défécation due à la compression du rectum par l'infiltration du tissu cellulaire.

4° Dans les sujets portant les n° 15, 18, 26 et 29, formation sur les parties latérales de la queue, à l'origine des muscles fessiers et dans la région croupienne, de vastes abcès et de larges ulcérations causées par la chute d'eschares gangréneuses de la peau et de vastes lambeaux de muscles mortifiés.

5° Refroidissement progressif de la queue, depuis son extrémité terminale jusqu'à un point plus ou moins rapproché de sa base; puis extinction de la sensibilité et cessation simultanée de la circulation dans la partie refroidie, signes de la mortification qui s'en était emparée.

6° Formation d'un sillon disjoncteur, établi sur la limite des parties vives et des parties mortes et séparation complète, au bout d'un temps variable, de ces dernières par l'action de l'inflammation *éliminatrice* dont les premières étaient le siége.

7° Enfin, cicatrisation lente des plaies situées à l'extrémité et surtout à la base de la queue, et retour à la santé au bout d'un temps qui a varié de quarante-neuf à quatre-vingt-un jours.

A ces phénomènes locaux, consécutifs à l'inoculation, se joignaient comme symptômes généraux, d'abord les signes caractéristiques d'une fièvre de réaction très-intense, coïncidant avec la période de la grande réaction inflammatoire dans la partie inoculée; puis ensuite les signes d'une grande faiblesse caractéristiques de la gangrène confirmée dans cette partie, et enfin les caractères propres du retour des forces, lorsque la délimitation était établie entre les parties saines et les parties mortifiées, et que le travail de la réparation s'accomplissait.

De même que sur les animaux portant les n⁰ˢ 7 et 18, il s'est produit sur la vache n° 8 une éruption particulière des mamelles, quatre jours après l'inoculation; en outre cette vache a été atteinte d'une affection intestinale, compliquée de dyssenterie et de l'expulsion de fausses membranes canaliculées, laquelle maladie, survenue le troisième jour après l'inoculation, a semblé retarder l'éruption de l'inflammation locale qui ne s'est manifestée que quinze jours après l'inoculation, alors que les symptômes de la maladie intestinale avaient disparu.

Sur la vache 14 il s'est produit aussi une éruption sur les mamelles, vingt-neuf jours après l'inoculation; cette vache est morte des suites d'une météorisation accidentelle, quarante-neuf jours après l'inoculation, alors que tous les accidents inflammatoires étaient conjurés et que la cicatrisation des plaies était presque achevée.

La vache portant le n° 29 avorta trente jours après l'inoculation; consécutivement à cet avortement, il se déclara une paraplégie à laquelle elle succomba au bout de vingt-deux jours; les plaies de l'inoculation et de tous les accidents gangréneux qu'elle avait entraînés étaient alors en voie parfaite de cicatrisation.

Le temps nécessaire pour l'apparition des premiers symptômes d'inflammation locale consécutifs à l'inoculation a été de huit jours pour la vache n° 13; de neuf jours pour les animaux n⁰ˢ 14, 18 et 26; de seize jours pour le n° 29 ; de vingt jours pour le n° 47 et de vingt-cinq jours pour le n° 8.

L'élimination complète de la queue mortifiée a été achevée :

Sur les vaches n°° 14 . . . . . . 25 jours après l'inoculation.
—   —   29 . . . . . . 31 —   —   —
—   —   18 . . . . . . 37 —   —   —
—   —   8 . . . . . . 50 —   —   —
—   —   13 . . . . . . 52 —   —   —
—   — 26 et 47 . . . . . . 69 —   —   —

Enfin, la cicatrisation des plaies n'a été achevée que dans les délais suivants :

Vaches n°° 14 . . . . . . 49 jours.
—   18 . . . . . . 64 —
—   13 . . . . . . 68 —
—   8 . . . . . . 71 —
—   29 . . . . . . 73 —
— 26 et 47 . . . . . . 81 —

Nota. — Pendant toute la durée de la fièvre de réaction déterminée par l'inflammation locale consécutive à l'inoculation, l'auscultation n'a pas fait reconnaître l'existence de lésions pulmonaires chez aucun des sujets inoculés.

C. — Troisième catégorie d'animaux inoculés.

(L'inoculation a été suivie de mort.)

Les animaux de cette catégorie portent les n°° 3, 5, 10, 37, 41, 52 ; en tout six animaux sur cinquante-quatre, juste dans la proportion de 1 sur 9.

Les procédés pour ces inoculations ont été les suivants :

1° Le procédé par incisions longitudinales à la queue, avec insertion de sérosité et de détritus pulmonaires pour les animaux 3 et 5 ;

2° Le procédé par ponction avec le grattoir pour les animaux 10, 37, 41, 52.

Sur la vache portant le n° 10, l'inoculation a été faite avec de la sérosité pulmonaire incolore par deux piqûres *à l'extrémité de la queue*.

Sur la vache portant le n° 37, l'inoculation a été faite avec de la sérosité pulmonaire incolore, à l'*encolure* par une piqûre, et au *fanon* par deux piqûres de chaque côté.

Sur la vache portant le n° 52, l'inoculation a été faite avec de la sérosité incolore par deux piqûres à la région du *fanon*.

Enfin, sur la vache portant le n° 41, l'inoculation a été faite avec de la sérosité limpide par trois piqûres à la région de l'*oreille* gauche, face externe de cet organe.

Sur ces animaux, les premiers phénomènes consécutifs à l'inoculation ont consisté, comme chez les sujets de la deuxième catégorie, dans une tuméfaction chaude, douloureuse, tendue, de la région inoculée, tuméfaction qui a apparu du deuxième au dix-septième jour après l'inoculation.

Cette tuméfaction suivait une marche progressive très-rapide, en conservant pendant quelque temps à un très-haut degré les caractères propres à l'inflammation.

Ascendante sur les animaux n°ˢ 3, 5 et 10 inoculés à la queue, elle s'est propagée de l'extrémité de cet organe vers les régions de la croupe, des fesses et des lombes, s'accompagnant des mêmes symptômes de chaleur, de douleur, de tension, de coloration, d'œdème, de phlyctènes, de refroidissement et d'abcès gangréneux que dans les animaux de la deuxième catégorie dont l'histoire sommaire a été relatée plus haut.

Sur la vache n° 37, inoculée à l'encolure et au fanon, la tuméfaction propre de l'action spéciale du liquide inoculé, identique à celle de la queue, quant à ses caractères inflammatoires, a pris rapidement un développement périphérique, s'étendant dans tous les sens et avec des proportions énormes, depuis les mâchoires jusqu'au sternum et du bord supérieur de l'encolure à l'inférieur.

Il en a été de même de la tuméfaction consécutive à l'inoculation faite au fanon sur la vache n° 52.

Enfin, sur la vache n° 41, inoculée à l'oreille, la tuméfaction a suivi une marche descendante, se propageant, de proche en proche, aux

parotides, à la région de la gorge et à toute la tête, qui devint le siége
d'une infiltration considérable.

Outre les symptômes locaux caractéristiques de l'inoculation, les
sujets de cette catégorie ont présenté des symptômes généraux très-
accusés, mais toujours coïncidant avec l'époque de la plus grande intensité de la réaction locale, et proportionnels à cette intensité. Ces
symptômes étaient : la tristesse, l'isolement des sujets malades dans les
pâturages ; la diminution de l'appétit, le ralentissement de la rumination, la cessation de la sécrétion laiteuse, la faiblesse caractérisée par
la lenteur et l'hésitation de la marche, et le décubitus constant ; l'accélération de la respiration, la vitesse et la petitesse du pouls, le froid et
le chaud alternatifs de la base des cornes et des oreilles ; les poils pi-
qués, l'adhérence de la peau ; la voussure de la colonne vertébrale.
Mais, malgré cet ensemble de symptômes généraux, l'auscultation ne
fit jamais reconnaître de lésions concomitantes des poumons, et l'autopsie démontra, en effet, que ces organes étaient demeurés parfaitement sains.

La mort est survenue consécutivement à ces inoculations dans les
délais suivants :

Vaches n°s 3 . . . . . . 19 jours après l'inoculation.
    —   5 . . . . . . 25 —   —   —
    —   10 . . . . . . 28 —   —   —
    —   37 . . . . . . 22 —   —   —
    —   41 . . . . . . 37 —   —   —
    —   52 . . . . . . 26 —   —   —

En regard des effets produits par l'inoculation du liquide de la péripneumonie, il faut placer les résultats donnés par l'inoculation de
matières putréfiées, essayées sur les vaches n°s 21 et 22.

Cette inoculation, faite le 20 juillet 1851 à la région de la queue, par
le procédé d'incisions longitudinales profondes et l'insertion dans ces
incisions d'une quantité assez considérable de matières putrides, déter-
mina *dès le lendemain* un engorgement chaud, douloureux, très-
tendu de la partie inoculée, lequel, étendu de 1 décimètre environ, conserva ces caractères pendant trois jours et disparut peu à peu, sans
que la santé de la vache ait présenté la plus légère altération.

Ce sont là les seules expériences qui aient été faites avec des matières septiques ; la commission les enregistre ici pour mémoire sans en tirer de conséquences.

Résumé des expériences d'inoculation préventive.

1° 56 animaux ont été achetés par les soins de la commission dans un pays où la péripneumonie n'a jamais régné. 54 ont servi aux expériences d'inoculations préventives, et 2 aux expériences d'inoculations comparatives de matières putrides.

2° L'inoculation a été pratiquée à la région de la queue sur 45 animaux ; à la région du fanon sur 5 ; à la région de l'encolure sur 2, et à la région de l'oreille sur 2.

3° Les procédés mis en usage pour les inoculations ont été les suivants : *a.* le procédé par incisions longitudinales profondes à la région de la queue, avec insertion de sérosité et de détritus pulmonaires sur 8 animaux ; *b.* le procédé par piqûres sous-épidermiques à la région de la queue sur 8 animaux (inoculation de sérosité limpide) ; *c.* le procédé par ponction de la peau avec le grattoir (inoculation de sérosité pulmonaire limpide) · sur 29 animaux à la région de la queue ; sur 4 au fanon ; sur 3 à l'encolure ; sur 2 aux oreilles.

4° *Guéris.* Sur les 54 animaux inoculés, *trentre-trois*, soit 61 pour 100, n'ont éprouvé consécutivement à l'inoculation que des accidents très-légers.

Ces 33 animaux se subdivisent, au point de vue du procédé employé pour l'inoculation, ainsi qu'il suit :

4 ont été inoculés à la queue par le procédé d'incisions longitudinales profondes, avec insertion de sérosité et de détritus pulmonaires (premier procédé attribué à M. Willems) ;

18 par le procédé de ponction avec le grattoir à la région de la queue (inoculation de sérosité ; deuxième procédé de M. Willems) ;

5 par le procédé de piqûres sous-épidermiques à la région de la queue (inoculation de sérosité) ;

3 par le procédé de ponction avec le grattoir à la région du fanon (inoculation de sérosité) ;

2 à la région de l'encolure par la ponction avec le grattoir (inoculation de sérosité);

1 à la région de l'oreille par le procédé de ponction avec le grattoir (inoculation de sérosité).

Les phénomènes locaux caractéristiques de l'action de la matière inoculée ont apparu sur les animaux de cette catégorie du deuxième au trentième jour après l'inoculation, et ils ont disparu du onzième au soixante-quatorzième jour.

5° *Accidents gangréneux.* Sur les 54 animaux inoculés, *quinze,* soit 27 pour 100, ont éprouvé consécutivement à l'inoculation des accidents gangréneux très-graves, et n'ont guéri qu'en perdant une partie plus ou moins considérable de leur queue, région sur laquelle l'inoculation avait été pratiquée.

Ces 15 animaux se subdivisent, au point de vue du procédé employé pour l'inoculation, ainsi qu'il suit :

2 ont été inoculés à la queue par incisions longitudinales profondes, avec insertion de sérosité et de détritus pulmonaires (premier procédé attribué à M. Willems);

1 a été inoculé à la queue avec la lancette par une seule piqûre, avec insertion de sérosité et de détritus pulmonaires.

10 ont été inoculés à la queue avec le grattoir par une, deux ou trois piqûres (inoculation de sérosité pure ; deuxième procédé de M. Willems);

2 ont été inoculés à la queue par piqûres sous-épidermiques.

Les phénomènes locaux caractéristiques de l'action de la matière inoculée ont apparu, sur les animaux de cette catégorie, du deuxième au vingt-cinquième jour, et l'élimination de la partie de queue mortifiée a été achevée du vingt-cinquième au soixante-neuvième jour ; il a fallu de cinquante à quatre-vingts jours pour que la cicatrisation des plaies gangréneuses fût accomplie.

6° *Morts.* Sur les 54 animaux inoculés, *six,* soit 11 pour 100, sont morts des suites de l'inoculation.

Ces 6 animaux se subdivisent, ainsi qu'il suit, au point de vue du procédé employé pour l'inoculation :

2 ont été inoculés à la queue par incisions longitudinales profondes, avec insertion de sérosité et de détritus pulmonaires (premier procédé attribué à M. Willems);

1 a été inoculé à la queue par le grattoir (inoculation de sérosité pure; deuxième procédé de M. Willems);

1 a été inoculé à l'encolure et au fanon par le grattoir (inoculation de sérosité limpide);

1 a été inoculé au fanon par le grattoir (inoculation de sérosité limpide);

1 a été inoculé à l'oreille par le grattoir (inoculation de sérosité limpide).

La mort est survenue du dix-neuvième au vingt-sixième jour.

Ainsi sur 54 sujets inoculés par des procédés différents et dans différentes régions du corps, les trois quarts environ sont sortis sains et saufs des épreuves de l'inoculation; plus que le quart, près du tiers, a éprouvé des accidents gangreneux très-graves à la suite de cette opération, et le neuvième y a succombé.

Voici quels ont été les rapports des guérisons, des accidents gangréneux et des morts avec les procédés d'inoculations et les régions où ces inoculations ont été pratiquées :

Sur 8 animaux inoculés à la queue par le procédé d'incisions longitudinales profondes, 4 sont guéris sans accidents; 2 ont éprouvé des accidents gangréneux, et 2 sont morts.

Sur 8 animaux inoculés par le procédé de piqûres sous-épidermiques, 5 ont guéri et 3 ont éprouvé des accidents gangréneux.

Sur 29 animaux inoculés à la région de la queue avec le grattoir, 18 ont guéri, 10 ont éprouvé des accidents gangréneux, et 1 est mort.

Sur 4 animaux inoculés à la région du fanon, 3 ont guéri et 1 est mort.

Sur 3 animaux inoculés à l'encolure, 2 ont guéri et 1 est mort.

Sur 2 inoculés aux oreilles, l'un est guéri et l'autre est mort.

Conclusions de cette série d'expériences sur l'inoculation.

Il résulte des expériences qui viennent d'être relatées :

1° Que l'inoculation du liquide extrait du poumon d'une bête malade de la péripneumonie, ne transmet pas aux animaux sains, auxquels on la pratique, une maladie semblable, tout au moins par son siége, à celle d'où procède le liquide inoculé ;

2° Que les phénomènes appréciables, consécutifs à l'inoculation, sont ceux d'une inflammation plus ou moins intense qui se développe au lieu de l'inoculation, au bout d'un temps variable de deux à trente jours ;

3° Que cette inflammation, susceptible de se compliquer d'accidents gangréneux plus ou moins étendus et graves, s'accompagne d'une réaction générale plus ou moins intense, exactement proportionnelle à l'intensité de la réaction locale ;

4° Que sur 100 sujets inoculés, l'inoculation serait bénigne dans ses effets pour 61, compliquée de gangrène pour 27, mortelle pour 11 ;

5° Que tous les sujets soumis à l'épreuve de l'inoculation et guéris des accidents ou légers ou graves, consécutifs à cette opération, présentent, après leur guérison, les caractères de la santé la plus parfaite, sauf les altérations locales que l'inoculation peut avoir entraînées.

Ces résultats obtenus, la commission avait à rechercher si, bien que l'inoculation du liquide extrait des poumons malades diffère essentiellement, par ses effets, des inoculations virulentes, en ce sens qu'elle ne fait pas naître dans l'organisme des animaux soumis à son influence, une maladie semblable à celle d'où procède le liquide inoculé ; cependant elle ne posséderait pas, comme l'inoculation de la variole de l'homme ou de la clavelée du mouton, une vertu préservative telle que les sujets qui auraient passé par son épreuve ne seraient plus susceptibles de contracter la péripneumonie par les voies les plus habituelles de sa transmission, c'est-à-dire par la cohabitation.

Tel était le grave et important problème que la commission avait à résoudre, et c'est dans le but d'en poursuivre la solution qu'elle a institué la série d'expériences nouvelles dont il va vous être rendu compte, Monsieur le Ministre, dans le paragraphe suivant.

§ III.

Expériences sur les effets préventifs de l'inoculation.

Question à résoudre :

« Les animaux de l'espèce bovine soumis à l'épreuve de l'inoculation ac-
« quièrent-ils, par ce fait, le privilége de résister à la contagion de la péri-
« pneumonie ? »

Une fois en possession d'une série d'animaux qui avaient passé par
toutes les phases de l'inoculation, bénigne dans ses effets, ou plus ou
moins redoutable par ses conséquences, la commission se proposa
pour but principal de résoudre la question de savoir si ces animaux
avaient acquis, par le fait de cette inoculation, une immunité telle,
qu'ils fussent à l'abri des atteintes de la péripneumonie, soit pour toujours, soit pendant un temps plus ou moins long qu'il s'agissait de déterminer.

Mais, pour obtenir cette solution, il lui fallait avoir, comme terme
de comparaison, un certain nombre de sujets nouveaux, complétement
vierges des influences de la péripneumonie, afin de pouvoir apprécier,
comparativement, les effets de la contagion par cohabitation sur des
sujets déjà inoculés et sur des animaux qui n'avaient été soumis, au
préalable, à aucune épreuve préventive, ou supposée telle.

En conséquence, un nouveau troupeau, composé de vingt-quatre
bêtes, fut acheté par les soins de M. Renault, dans la forêt d'Orléans,
d'où provenaient les premiers animaux qui avaient servi aux expériences d'inoculation. La commission avait fixé son choix, on se le
rappelle, sur cette variété d'animaux domestiques, d'une part, en raison du bas prix auquel on pouvait l s acquérir, et d'autre part, parce
que leur état sanitaire donnait toutes les garanties désirables, la péripneumonie n'ayant jamais fait invasion dans cette partie du Loiret.

La commission arrêta en outre qu'elle mettrait à profit le temps
pendant lequel les animaux inoculés seraient soumis à l'influence de la
contagion par cohabitation, pour répéter, de nouveau, les expériences
déjà faites aux fermes de la Pomeraye et de Charentonneau (voir plus

haut), ayant pour but de rechercher, d'une part, si les animaux qui ont contracté, une première fois, la péripneumonie, possèdent, par ce fait, le privilége de résister à l'avenir à l'influence de la contagion, et, d'autre part, si ceux qui sont demeurés réfractaires une ou plusieurs fois déjà à cette influence possèdent indéfiniment cette propriété de résistance.

Ainsi, d'après ce plan complexe, la commission pouvait étudier l'influence de la cohabitation des animaux malades de la péripneumonie :

1° Sur des animaux parfaitement sains, et qui n'avaient encore été soumis à aucune épreuve préventive ;

2° Sur des animaux inoculés avec de la sérosité pulmonaire ;

3° Sur des sujets qui avaient déjà contracté la péripneumonie par une première cohabitation ;

4° Enfin, sur des animaux qui avaient déjà cohabité avec des animaux péripneumoniques, mais sans contracter leur maladie.

Ce plan d'expériences arrêté, voici comment la commission le mit à exécution, dans les deux fermes de Maisons-Alfort et de Charentonneau.

A. — FERME DE MAISONS-ALFORT.

La ferme de Maisons-Alfort renferme trois étables qui furent numérotées 1, 2 et 3, et dans lesquelles les animaux d'expérience furent disposés de la manière suivante :

ÉTABLE N° 1.

Dans cette étable, la plus vaste des trois, les animaux d'expérience furent placés, en nombre égal, sur deux rangs, à droite et à gauche de la porte d'entrée. Le côté droit fut occupé par les vaches inoculées et le côté gauche par les vaches saines, nouvellement achetées dans la forêt d'Orléans.

Le tableau suivant indique l'ordre dans lequel les vaches furent placées et, pour les vaches inoculées, le lieu et le mode de l'inoculation.

FERME DE MAISONS-ALFORT.

(ÉTABLE N° 1.)

—

Côté gauche. Côté droit (vaches inoculées).

VACHES NON-INOCULÉES.	N°⁸ D'ORDRE.	LIEU DE L'INOCULATION.	MODE DE L'INOCULATION.	SUITES DE L'INOCULATION.
57	1	Queue.	Incision longitudinale.	Gangrène, chute de la queue.
58	2	—	id.	Inoculation bénigne.
59	4	—	id.	id.
60	6	—	id.	Gangrène, chute de la queue.
61	7	—	Ponction, grattoir.	id.
62	8	—	id.	id.
63	9	—	id.	id.
64	11	—	Incision longitudinale.	Inoculation bénigne.
65	13 *	—	Piqûre sous-épidermique.	Gangrène, chute de la queue.
66	17	—	id.	Inoculation bénigne.
67	43	—	Ponction, grattoir.	Gangrène, chute de la queue.
68	48	—	id.	id.
69	54	—	id.	id.
70				

Outre ces vingt-six animaux, il y avait encore, dans cette étable, un jeune veau né d'une vache inoculée.

L'expérience de cohabitation avec des animaux péripneumoniques commença le 12 novembre 1852 ; et, du 12 novembre au 18 décembre, on introduisit, dans cette étable, onze vaches malades, qui furent placées de chaque côté, dans le rang des animaux inoculés et dans celui des animaux non inoculés, ainsi que l'indique le tableau suivant :

FERME DE MAISONS-ALFORT.
(ÉTABLE N° 1.)

TABLEAU indiquant les rapports des animaux malades avec les animaux d'expériences et la durée du contact.

CÔTÉ GAUCHE.				CÔTÉ DROIT.			
N°s D'ORDRE.	ÉTAT DES ANIMAUX.	DURÉE DU CONTACT.		N°s D'ORDRE.	ÉTAT DES ANIMAUX.	DURÉE DU CONTACT.	
		VIVANTS.	MORTS.			VIVANTS.	MORTS.
57	Non-inoculé.			1	Inoculé.		
59	id.			2	id.		
60	id.			4	id.		
Vache D	Malade.	Du 16 nov. 52 au 15 fév. 53.		Vache A	Malade.	24 heures.	6 heures.
61	Non-inoculé			— F	id.	12 —	12 —
62	id.			— G	id.	5 jours	18 —
63	id.			— L	id.	9 —	
64	id.			6	Inoculé.		
65	id.			7	id.		
66	id.			8	id.		
67	id.			9	id.		
Vache C	Malade.	7 jours.	24 heures.	11	id.		
— E	id.	5 —	24 —	13	id.		
— H	id.	4 —	18 —	17	id.		
— K	id.	5 jrs 18 hr	15 —	Vache B	Malade.	Du 17 nov. 52 au 15 fév. 53.	
— N	id.	24 heures.		43	Inoculé.		
68	Non-inoculé.			48	id.		
69	id.			54	id.		
70	id.						

Tel fut l'ordre primitif dans lequel furent placées les vaches de l'étable n° 1, de la ferme de Maisons-Alfort. Mais, cet ordre ne fut pas toujours le même, et il arriva nécessairement, par les exigences du service, qu'il s'établit des rapports fréquents entre les vaches malades et les autres sujets d'expériences inoculés ou non inoculés ; en sorte que si les rapports de contact ont été plus constants et plus intimes entre les animaux malades et ceux qui les avoisinaient directement à l'étable, cependant, toutes les vaches de l'étable n° 1 ont pu, à un moment donné, se trouver en contact direct avec les malades.

Voici maintenant ce qui fut observé dans les jours qui suivirent l'introduction des vaches malades, dans l'étable n° 1.

Les animaux inoculés, occupant la rangée droite de l'étable, ne présentèrent absolument aucun signe d'indisposition depuis le 12 novembre 1852, jour où l'expérience commença, jusqu'à la fin d'avril 1853 où elle fut terminée.

Au contraire, ces animaux prirent de l'état et se firent remarquer par le lustre du poil, la souplesse de la peau, la vigueur de l'appétit, l'énergie des mouvements musculaires, et tous les signes enfin qui caractérisent la santé la plus parfaite.

Dans la rangée gauche de l'étable, occupée par les animaux non inoculés, les choses se passèrent tout autrement.

Sur les treize animaux de cette rangée, cinq seulement portant les n°⁸ 63, 64, 66, 68 et 69 sortirent sains et saufs de l'épreuve de la cohabitation.

Les huit autres présentèrent des symptômes de maladie à des degrés différents d'intensité.

La maladie des vaches portant les n°⁸ 57, 59, 62, 70, ne fut à proprement parler qu'une indisposition passagère caractérisée par la tristesse des sujets, la diminution de l'appétit et de la sécrétion lactée, la sensibilité des reins, l'accélération de la respiration et une toux petite, quinteuse, avortée, sans qu'il fût possible de reconnaître, à l'auscultation, les lésions propres à la péripneumonie.

Ces symptômes apparurent chez ces vaches du quarante-deuxième au soixantième jour après le commencement de la cohabitation, et n'eurent qu'une durée éphémère de sept à huit jours.

Les vaches portant les n°⁸ 60, 61, 65, 67, présentèrent tous les symptômes de la péripneumonie bien caractérisée.

Cette maladie fut assez bénigne chez les vaches 60 et 61 ; grave pour la vache 65, mortelle pour la vache 67 seulement.

Les premiers symptômes de la maladie apparurent :

Sur les vaches n^s 60 . . . . 41 jours.

—   —   61 . . . . 32 —

—   —   65 . . . . . . 36 —

—   —   67 . . . . . . 20 —

après le commencement de la cohabitation.

La durée totale de la maladie a été de :

22 jours pour la vache . . . n° 60

15   —   —   —   . . . — 61

55   —   —   —   . . . — 65

et 20   —   —   —   . . . — 67 (morte).

Ainsi, en résumé, sur les vingt-six vaches mises en expérience dans l'étable n° 1 de la ferme de Maisons-Alfort, les treize inoculées avec de la sérosité pulmonaire occupant la rangée droite de l'étable, ne présentèrent aucuns symptômes, même de l'indisposition la plus légère, pendant les cinq mois que dura l'expérience.

Il en fut de même de cinq des vaches non inoculées placées dans la rangée gauche.

Les huit autres vaches de cette rangée présentèrent des symptômes de maladie au bout d'un temps qui a varié du vingtième au soixantième jour, après le commencement de la cohabitation.

Quatre de ces dernières furent seulement indisposées, sans présenter de symptômes bien spécialement caractéristiques.

Les quatre autres furent affectées de la péripneumonie bien caractérisée, bénigne sur deux, grave sur une troisième, mortelle sur la quatrième.

Onze animaux malades ayant été introduits dans cette étable, et quatre ayant contracté la maladie, il en résulte que la propagation et la transmission de la péripneumonie a pu s'opérer par l'intermédiaire de quinze sujets infectés.

ÉTABLE N° 2.

Les expériences faites dans cette étable furent la répétition de celles qui avaient déjà été faites dans les fermes de la Pomeraye et de Charentonneau, ayant pour but de rechercher si la péripneumonie peut attaquer une seconde fois l'animal qui l'a contractée une première.

Les animaux qui servirent à cette troisième expérience furent les suivants :

1° *Blanchette*, inoculée avec des liquides excrémentitiels, et qui avait contracté la maladie à Charentonneau le 27 juillet 1852, par la cohabitation ;

2° *Coquette*, provenant de l'étable *A* de Rambouillet, où elle avait contracté la péripneumonie, le 12 janvier 1852 ; cette vache avait été soumise, à Charentonneau, à une deuxième épreuve de cohabitation et avait résisté ;

3° *Jacqueline*, inoculée avec des liquides excrémentitiels ; elle avait contracté la maladie à Charentonneau, le 5 août 1852.

4° *Zula*, vache non inoculée du premier troupeau de Charentonneau ; elle avait contracté la maladie dans cette ferme, par cohabitation, le 27 juillet 1852 ;

5° *Clara*, de l'étable *B* de Rambouillet, où elle avait contracté la maladie, par cohabitation, le 21 septembre 1851 ;

6° *Mille-Fleurs*, vache inoculée à Charentonneau, avec du mucus nasal ; elle avait résisté à une première épreuve de cohabitation ;

7° *Norma*, de l'étable *B* de Rambouillet, où elle avait contracté la péripneumonie par cohabitation ; elle avait résisté, à Charentonneau, à l'épreuve de la troisième cohabitation, à laquelle elle avait été soumise ;

8° *La Tulipe*, *Jolie* et *Manon*, vaches introduites malades dans la ferme de Rambouillet, et guéries spontanément.

En tout dix animaux, dont un seul, *Mille-Fleurs*, inoculé avec du mucus nasal, n'avait pas encore eu la maladie, bien qu'il eût été soumis à Charentonneau à une première épreuve de cohabitation.

Le 6 décembre 1852, on introduisit dans cette étable, ainsi composée, deux vaches malades marquées *L* et *N*.

La première fut placée entre *Zula* et *Clara*, où elle resta jusqu'au 15 février 1853, jour où elle fut abattue.

La deuxième fut intercalée entre *Manon* et *Blanchette*, et y resta jusqu'au 10 décembre 1852, jour de sa mort.

Malgré l'introduction, dans cette étable, de deux animaux péripneumoniques, aucun symptôme de maladie ou d'indisposition passagère ne se déclara sur les animaux qui l'habitaient. Tous conservèrent les caractères de la santé la plus parfaite jusqu'à la fin d'avril 1853, où l'expérience fut terminée.

ÉTABLE N° 3.

On plaça, dans cette étable, dix des animaux inoculés avec de la sérosité pulmonaire, pour les soumettre à l'épreuve de la cohabitation avec des animaux malades.

Les sujets de cette étable furent les suivants :

N° 21, inoculée à la queue avec de la matière putride ;

N° 23, inoculée par ponction à la queue avec de la sérosité limpide (inoculation bénigne) ;

N° 24, inoculation par ponction à la queue avec de la sérosité limpide (inoculation bénigne) ;

N° 28, inoculée par ponction à la queue avec de la sérosité limpide (inoculation bénigne) ;

N° 31, inoculée au fanon avec de la sérosité limpide (inoculation bénigne) ;

N° 32, inoculation à la queue par ponction (inoculation bénigne) ;

N° 38, inoculation à la queue par ponction (inoculation bénigne) ;

N° 39, inoculée au fanon (sérosité limpide ; inoculation bénigne) ;

N° 45, inoculée à l'encolure (sérosité limpide ; inoculation bénigne) ;

N° 46, inoculée par ponction à la queue (sérosité limpide ; inoculation bénigne) ;

Le 21 novembre 1852, on introduisit dans cette étable :

1° Une vache malade, marquée *I*, qui fut placée entre le n° 24 et le n° 28, et y resta quarante heures vivante, et vingt-quatre heures morte ;

2° Une deuxième vache malade, marquée *J*, qui fut placée entre les n°ˢ 38 et 39, et y resta du 21 novembre au 13 février 1853 ;

3° Une autre vache malade, marquée *M*, placée entre les n°ˢ 45 et 46, qui y resta quatre jours et douze heures vivante, et quinze heures morte.

Depuis le 21 novembre 1852 jusqu'au 27 avril 1853, jour où l'expérience fut terminée, aucun symptôme d'indisposition ou de maladie ne put être observé sur les dix vaches inoculées qui avaient cohabité avec les trois animaux malades introduits dans leur étable.

B. — FERME DE CHARENTONNEAU.

La ferme de Charentonneau renferme deux étables, qui furent numérotées 1 et 2, et dans lesquelles les animaux soumis aux expériences de cohabitation furent disposés de la manière suivante :

ÉTABLE N° 1.

Dans cette étable, la plus grande des deux, on plaça vingt-deux animaux ; onze inoculés avec de la sérosité pulmonaire, et onze parfaitement sains provenant du dernier troupeau importé du Loiret.

Ces animaux furent disposés sur deux rangs distincts, comme dans l'étable n° 1 de la ferme de Maisons-Alfort.

Le tableau suivant indique l'ordre dans lequel ces animaux furent placés, et, pour les sujets inoculés, le lieu et le mode de l'inoculation.

Premier rang. VACHES INOCULÉES.				Deuxième rang. VACHES NON-INOCULÉES.
N°s D'ORDRE.	LIEU DE L'INOCULATION.	MODES DE L'INOCULATION.	SUITES DE L'INOCULATION.	N°s D'ORDRE.
12	Queue.	Incision longitudinale.	Inoculation bénigne.	71
18	id.	Ponction.	Gangrène.	72
25	id.	id.	Inoculation bénigne.	73
27	id.	id.	Gangrène.	74
30	id.	id.	Inoculation bénigne.	75
34	id.	id.	id.	76
35	id.	id.	id.	77
40	id.	id.	id.	78
44	id.	id.	id.	79
47	id.	id.	Gangrène.	80
49	id.	id.	Inoculation bénigne.	81

Quatre vaches malades ont été introduites dans cette étable le 12 décembre 1852, et intercalées :

La première, marquée *O*, entre le n° 18 et le n° 25, vaches inoculées ; elle y est restée un jour vivante et un jour morte ;

La deuxième, marquée *P*, a pris la place de la première, et y est restée deux jours vivante et un jour morte ;

La troisième, marquée *Q*, a été placée entre les n° 44 et 47, et y est restée dix jours vivante ;

Enfin, la quatrième, marquée *R*, est restée vingt jours malade entre les n° 44 et 47, et soixante et un jours bien portante.

Depuis le 12 décembre 1852 jusqu'au 16 mars 1853, jour où l'expérience fut terminée, toutes les vaches de cette étable, aussi bien celles qui n'avaient pas été inoculées que celles qui l'avaient été, présentèrent les signes de la santé la plus parfaite, et rien extérieurement ne parut dénoncer que les unes ou les autres avaient ressenti, à un degré quelconque, l'influence de la maladie à laquelle elles avaient été exposées.

Cependant, à l'autopsie de six des onze vaches *non inoculées*, on rencontra dans les organes pulmonaires les altérations caractéristiques que la péripneumonie laisse le plus ordinairement dans les poumons qu'elle a envahis.

Ces altérations consistaient dans l'enkystement de la partie malade par une membrane à parois dures et résistantes, formant une poche parfaitement close, et dans le séquestre complet, au milieu de cette poche, de cette partie mortifiée de l'organe.

On a rencontré ces altérations complexes dans les six vaches dont les numéros suivent :

1° N° 73. Le séquestre, gros comme un œuf de poule, était situé au bord supérieur et à l'extrémité antérieure du poumon droit, sous l'épaule.

2° N° 74. Le séquestre, pesant 5 à 6 hectogrammes, occupait le lobe moyen du poumon droit.

3° N° 75. Il y avait trois séquestres : un du volume du poing dans le centre du poumon droit ; un deuxième, de même volume, dans l'appendiée antérieur du poumon gauche, et le troisième tout à fait en arrière du même poumon, près de la surface diaphragmatique.

4° N° 79. Séquestre dans le lobe antérieur du poumon droit, de la grosseur du poing environ.

5° N° 80. Séquestre dans le lobe antérieur du poumon droit.

6° N° 81. Séquestre profond du poumon gauche, du côté de sa face postérieure.

Il est remarquable que ces altérations, très-circonscrites, étaient toutes placées dans des régions du poumon qui échappent, par leur situation profonde, à l'auscultation. C'est, sans doute, cette situation profonde qui a fait qu'elles n'ont pas été reconnues du vivant des animaux, d'autant qu'il ne s'est manifesté aucun trouble bien sensible de leur santé, qui ait pu en faire suspecter l'existence. Mais il est vraisemblable que ces altérations, trouvées en si grande proportion et si caractéristiques par leur forme, avaient pour cause l'influence de la cohabitation sur les animaux dans lesquels on les a rencontrées, surtout si l'on prend en considération la race de ces animaux, le pays dont ils provenaient, où la péripneumonie n'a jamais régné, et la parfaite intégrité des organes pulmonaires, constatée à l'autopsie des animaux de même race qui n'avaient pas été exposés à l'influence de la contagion, ou qui y avaient été exposés après l'inoculation.

Sur les cinq autres vaches non inoculées, les poumons ont été trouvés parfaitement sains.

Il en a été de même dans les onze vaches inoculées, à l'exception d'une seule, celle portant le n° 85, dont les deux organes pulmonaires étaient le siége de noyaux indurés d'apparence très-ancienne, identiques à ceux que l'on rencontre dans les poumons des vaches affectées de la phthysie tuberculeuse ou calcaire.

Étable n° 2.

On plaça, dans cette étable, les douze bêtes inoculées, dont les numéros suivent :

1° N° 15, inoculée à la queue par piqûre sous-épidermique (inoculation bénigne);

2° N° 16, inoculée à la queue par piqûre sous-épidermique (inoculation bénigne) ;

3° N° 19, inoculée à la queue par piqûre sous-épidermique (inoculation bénigne) ;

4° N° 22, inoculée avec de la matière putride ;

5° N° 26, inoculée à la queue par ponction ; — gangrène ;

6° N° 33, inoculée à la queue par ponction (inoculation bénigne) ;

7° N° 36, inoculée à l'oreille gauche (inoculation bénigne) ;

8° N° 42, inoculée à la queue par ponction (inoculation bénigne) ;

9° N° 50, inoculée à la queue par ponction (inoculation bénigne) ;

10° N° 51, inoculée à la queue par ponction (inoculation bénigne) ;

11° N° 53, inoculée à l'encolure (inoculation bénigne) ;

12° N° 55, inoculée à la queue par ponction (inoculation bénigne).

Ces douze animaux furent tenus en réserve pour être placés dans les autres étables où la contagion était expérimentée, si besoin en était, et, en même temps, pour étudier les altérations qui auraient pu se développer dans leurs poumons sous l'influence de l'inoculation seule.

Aucun animal malade ne fut introduit dans l'étable qu'ils habitaient, laquelle était complétement isolée de l'étable n° 1, où se faisait, dans la même ferme, l'expérience de la cohabitation ; seulement c'était le même vacher qui soignait les animaux de l'une et de l'autre.

Le 14 février 1853, une vache de cette dernière étable, portant le n° 51, inoculée à la queue, le 11 septembre 1852, par ponction avec le grattoir (inoculation bénigne), fut affectée de la péripneumonie bien caractérisée.

A l'autopsie de cette bête, qui fut sacrifiée le 26 février, on trouva, dans le poumon gauche, toutes les lésions caractéristiques de cette maladie.

Toutes les vaches de cette étable, qui furent abattues par le boucher le 27 février, avaient les organes pulmonaires parfaitement sains.

Conclusions.

Les expériences relatées dans ce paragraphe tendent à démontrer ce fait principal, à savoir : que l'inoculation du liquide extrait des poumons d'un animal malade de la péripneumonie, investit l'organisme de la plupart des animaux, auxquels on la pratique, d'une immunité qui les protége contre la contagion de cette maladie, pendant six mois au moins, temps que l'expérience a duré, puisque sur 46 sujets inoculés, 1 seul (soit 2 pour 100) a contracté la péripneumonie dans cette période, tandis que sur 24 sujets non inoculés, servant de terme de comparaison, qui furent soumis, pendant le même temps, à l'épreuve de la contagion par cohabitation, 14 (soit 58 pour 100), avec ou sans symptômes apparents, ont ressenti l'influence contagieuse.

RÉSUMÉ GÉNÉRAL

DES

EXPÉRIENCES DE LA COMMISSION SCIENTIFIQUE DE LA PÉRIPNEUMONIE.

La commission scientifique de la péripneumonie a institué deux séries principales d'expériences ayant pour but :

Les premières de rechercher l'influence que peut exercer sur l'organisme des animaux sains de l'espèce bovine leur cohabitation avec des animaux malades de la péripneumonie ;

Les deuxièmes d'étudier les effets de l'inoculation de la péripneumonie sur les animaux sains de l'espèce bovine, et surtout de reconnaître si les animaux, inoculés avec le liquide extrait des poumons d'une bête affectée de cette maladie, acquéraient par ce fait le privilége d'une immunité qui les mit à l'abri de la contagion.

Voici le résumé de ces deux séries d'expériences et les conclusions auxquelles elles conduisent :

A. — *Expériences sur la cohabitation.*

La commission, en instituant ces expériences, s'était proposé la solution des questions suivantes :

1° La péripneumonie épizootique du gros bétail est-elle susceptible de se transmettre, par voie de cohabitation, des animaux malades aux animaux sains ?

2° Dans le cas où la contagion de la péripneumonie s'opérerait par cette voie, tous les animaux de l'espèce bovine qui vivent dans un foyer d'infection, contractent-ils la maladie, ou en est-il qui résistent à l'influence contagieuse? Dans ce dernier cas, quelle est la proportion des animaux qui deviennent malades et des animaux qui restent sains?

3ª Parmi les animaux qui contractent la maladie, combien récupèrent leur santé et dans quelles conditions?

Combien succombent par la maladie?

4° Y a-t-il des animaux de l'espèce bovine qui soient décidément réfractaires à la contagion de la péripneumonie?

5° Les animaux de cette espèce sont-ils préservés à l'avenir des atteintes de la péripneumonie, lorsque à la suite d'une première cohabitation ils n'ont présenté que les symptômes d'une indisposition légère, caractérisés principalement par une toux plus ou moins persistante?

6° Les animaux qui ont contracté une première fois la péripneumonie, ne sont-ils plus susceptibles de la contracter de nouveau?

Pour obtenir la solution de ces questions, la commission a soumis à différentes épreuves de cohabitation 46 animaux de l'espèce bovine, parfaitement sains, et dans de telles conditions de provenance qu'ils n'avaient jamais été exposés à l'influence du contact d'animaux atteints de la péripneumonie.

Ces 46 sujets d'expérience ont été répartis ainsi qu'il suit :

> 20 à la Pomeraye (première expérience);
> 2 à Charentonneau (deuxième expérience);
> 15 à Maisons-Alfort (troisième expérience);
> 11 à Charentonneau (quatrième expérience);

Sur ce nombre, 21 animaux ont paru réfractaires à la contagion, dans une première épreuve de cohabitation;

> 10 ont éprouvé une indisposition passagère;
> 15 ont contracté la maladie.

TOTAL. . . 46

Sur ces 15 malades de la péripneumonie, contractée par cohabitation, 11 sont guéris et 4 sont morts.

Conséquemment, le nombre des animaux réfractaires, en apparence, à une première épreuve de cohabitation, s'élèverait à. 45,65 pour 100.

Celui des animaux indisposés, à . . . . 21,73 pour 100.

Celui des animaux malades et guéris, à. . . . . 23,91 pour 100.

Celui des animaux morts, à. . . . . 8,69 pour 100.

Mais si, au lieu de s'en rapporter aux apparences extérieures des animaux exposés à la cohabitation, on prend en considération les résultats donnés par les autopsies, qui ont démontré que 6 des 11 animaux, mis en expérience à la ferme de Charentonneau (quatrième expérience), avaient contracté la maladie, on voit qu'il faut compter 6 animaux en plus, comme malades par suite de la cohabitation, et 6 réfractaires en moins, ce qui donne, en définitive, les résultats suivants :

15 réfractaires.	. . . .	32,61 pour 100.
10 indisposés.	. . . . .	21,73 pour 100.
17 malades guéris.	. .	36,95 pour 100.
4 morts.	. . . . . .	8,98 pour 100.
46		100,27

Sur les 42 animaux qui ont été exposés aux premières épreuves de cohabitation faites à la Pomeraye et à Charentonneau, et qui en sont sortis avec leur santé sauve ou recouvrée, 18 ont été soumis une deuxième fois aux mêmes épreuves, et sur ces 18, 4 une troisième fois.

Ces 18 animaux se décomposaient ainsi qu'il suit :

5 avaient contracté la maladie à la suite de la première cohabitation et en étaient guéris ;

9 étaient demeurés réfractaires à une première influence contagieuse ;

4 n'avaient été qu'indisposés par suite de la première cohabitation.

Quant aux 4 animaux qui furent soumis à la troisième expérience de cohabitation, ils faisaient partie de la catégorie de ceux qui avaient contracté la maladie par le premier contact, et qui en étaient guéris.

Aucun des 18 sujets soumis à ces nouvelles épreuves, dans ces conditions, ne contracta la péripneumonie et ne présenta même les plus légers symptômes d'indisposition.

Des résultats de ces expériences de cohabitation, la commission a tiré les conclusions suivantes :

Conclusions.

1° La péripneumonie épizootique des bêtes à cornes est susceptible de se transmettre par voie de cohabitation, des animaux malades aux animaux sains de la même espèce.

2° Tous les animaux exposés à la contagion par cohabitation ne contractent pas la péripneumonie ; il en est, parmi eux, qui demeurent complétement réfractaires à l'action contagieuse, et d'autres qui n'éprouvent, sous son influence, qu'une indisposition légère et de peu de durée.

3° Parmi les animaux qui contractent la maladie, les uns guérissent et récupèrent après leur guérison toutes les apparences extérieures de la santé, et les autres succombent.

4° Les animaux qui ne présentent que des symptômes d'une indisposition légère à la suite d'une première cohabitation, paraissent préservés par ce fait, à l'avenir, contre les atteintes de la péripneumonie.

5° Les animaux qui ont été atteints une première fois de la péripneumonie, ne paraissent plus susceptibles de la contracter de nouveau.

Telles sont les conclusions générales que la commission s'est crue autorisée à déduire de ses expériences sur la contagion par cohabitation. Quant aux questions de savoir quelles peuvent être, dans un troupeau soumis à l'influence de la contagion, les proportions relatives des animaux qui demeurent réfractaires à son action ; de ceux qui deviennent indisposés ; de ceux enfin qui contractent la péripneumonie, et parmi ces derniers quel est le rapport des morts aux guérisons, la commission n'a pas pensé avoir réuni un assez grand nombre de faits, pour formuler une conclusion qui fût l'expression absolue de ce qui se passe dans les conditions habituelles de la pratique. Elle a dû se borner à énoncer ici les chiffres qui résultent de ses expériences particulières.

D'après le relevé de ces expériences, 45 animaux sur 100 ont contracté la péripneumonie par le fait de la cohabitation, et 21 ont éprouvé une indisposition légère ; ce qui fait, en résumé, 65 animaux qui ont ressenti l'influence contagieuse à des degrés divers, et 32 qui s'y sont montrés réfractaires.

La proportion des animaux qui ont récupéré toutes les apparences extérieures de la santé, après avoir contracté la maladie, a été de 83 pour 100 des animaux malades, et celle des sujets qui ont succombé a été de 17 pour 100.

B. — *Expériences sur l'inoculation de la péripneumonie.*

Les questions que la commission s'était proposé de résoudre par ses expériences sur l'inoculation de la péripneumonie, étaient les suivantes :

1° La péripneumonie est-elle susceptible de se transmettre aux animaux sains par l'inoculation du sang, de la bave, de la matière de l'écoulement nasal, et des matières excrémentitielles provenant d'animaux affectés de cette maladie ?

2° Les animaux sains que l'on a soumis à l'inoculation de l'une ou de l'autre de ces substances, ont-ils contracté, par ce fait, une immunité à un degré quelconque, contre l'influence contagieuse de la maladie ?

3° La péripneumonie est-elle susceptible de se transmettre, avec sa forme et ses symptômes caractéristiques, aux animaux sains de l'espèce bovine, par l'inoculation du liquide extrait du poumon d'une bête malade de cette maladie ?

4° Dans le cas où l'inoculation de ce liquide ne déterminerait pas sur les animaux sains une répétition exacte de la forme et des symptômes de la maladie inoculée, comme cela se remarque à la suite de l'inoculation de toutes les maladies contagieuses, quels sont les phénomènes locaux ou généraux qui en sont la conséquence ? Dans quelles proportions et avec quels caractères plus ou moins graves d'intensité ces phénomènes se traduisent-ils ? Combien d'animaux succombent aux suites de l'inoculation ? Combien récupèrent la santé après avoir été soumis à son épreuve, et dans quelles conditions ?

5° Les animaux de l'espèce bovine soumis à l'épreuve de l'inoculation du liquide pulmonaire, acquièrent-ils par ce fait, le privilége de résister à la contagion de la péripneumonie ?

Les expériences faites pour résoudre la question de la contagion de la péripneumonie par l'inoculation du sang, de la bave, du mucus nasal, etc..... n'ayant porté que 6 animaux, la commission n'a pas pensé qu'elles fussent assez nombreuses pour servir de base à une conclusion quelconque, aussi ne les a-t-elle fait enregistrer dans ce compte rendu que pour mémoire. Toutefois, la commission a cru devoir signaler ici cette circonstance, que les 2 vaches qu'elle a fait inoculer avec le mucus nasal et qu'elle a soumises ensuite à l'épreuve de la contagion par cohabitation, n'ont pas contracté la péripneumonie.

Les expériences d'inoculation du liquide extrait des poumons d'une bête affectée de la péripneumonie, ont été faites sur 54 animaux parfaitement sains, et dans de telles conditions de provenance, qu'ils n'avaient jamais été exposés à la contagion de la maladie.

En voici le résumé :

Des 54 sujets inoculés, aucun n'a contracté la péripneumonie par le fait de l'inoculation.

Sur 33, les effets de l'inoculation ne se sont traduits que par une inflammation locale légère et très-circonscrite ;

Et sur 21, cette inflammation, consécutive à l'inoculation, a été très-grave, très-étendue, et s'est compliquée de phénomènes gangréneux, dont les conséquences ont été mortelles pour 6 des sujets inoculés.

Conséquemment, le nombre des animaux sur lesquels l'inoculation a été bénigne, s'élève à . . . . 61,11 p. 100

La proportion de ceux dans lesquels la gangrène s'est déclarée à la suite de l'inoculation et a déterminé la chûte de la queue, est de . . . . 27,77 p. 100

Et enfin, celle des morts est de . . . . 11,11 p. 100

Donc 88,88 sujets sur 100 sortiraient des épreuves de l'inoculation avec leur santé sauve ou recouvrée, et 11,11 succomberaient à ses suites.

Des 48 sujets sortis sains ou saufs des épreuves de l'inoculation, 2 sont morts d'accidents étrangers à cette opération et 34 ont été exposés pendant une période de cinq à six mois à l'influence directe de la contagion par cohabitation, avec 24 sujets de même provenance non inoculés, devant servir de termes de comparaison.

12 animaux inoculés, qui avaient été placés dans une étable à part pour être utilisés à des expériences ultérieures, ne furent pas exposés au contact direct d'animaux malades de la péripneumonie, mais ils furent pansés par le même vacher qui était chargé du soin de ces malades.

Sur ces 46 sujets inoculés, un seul (soit 2 pour 100), habitant l'étable non contaminée, contracta la péripneumonie, tandis que sur les 24 animaux non inoculés, servant de termes de comparaison, qui furent soumis à l'influence directe de la contagion, en même temps que 34 des sujets inoculés, 14 (soit 58 pour 100), avec ou sans symptômes apparents, ont ressenti l'influence contagieuse.

Des résultats de ces expériences sur l'inoculation de la péripneumonie, la commission a tiré les conclusions suivantes :

1° L'inoculation du liquide extrait des poumons d'une bête bovine, malade de la péripneumonie, ne transmet pas aux animaux sains de la même espèce auxquels on la pratique une maladie semblable, tout au moins par son siége, à celle d'où procède le liquide inoculé.

2° Les phénomènes appréciables, consécutifs à l'inoculation, sont ceux d'une inflammation locale, légère et circonscrite au lieu de l'inoculation, sur un certain nombre des sujets inoculés ; grave, diffuse, accompagnée d'une réaction générale, proportionnelle à l'intensité de la réaction locale, et compliquée d'accidents gangréneux sur un autre nombre des animaux inoculés, pouvant enfin se terminer par la mort pour quelques-uns de ces derniers. — (Dans les expériences de la commission, l'inoculation a été bénigne dans ses effets sur 61 pour 100 des sujets inoculés ; grave et compliquée d'accidents gangréneux sur 38 ; mortelle pour 11. 88 sujets, sur 100, ont donc récupéré leur santé après l'inoculation ; 61 sans présenter de traces apparentes de l'opération qu'ils avaient subie, et 27 avec des lésions extérieures locales, plus ou moins étendues et accusées, suivant l'intensité des accidents gangréneux auxquels l'inoculation avait donné naissance.)

3° L'inoculation du liquide extrait des poumons d'un animal malade de la péripneumonie possède une vertu préservatrice ; elle investit l'organisme du plus grand nombre des animaux auxquels on la pratique d'une immunité qui les protège contre la contagion de cette maladie, pendant un temps qu'il reste à déterminer, mais qui dans les expériences rapportées plus haut n'a pas été moindre que six mois.

— Si maintenant, pour apprécier la valeur économique de l'inoculation dont l'expérience directe démontre les propriétés préservatrices, on voulait comparer les résultats que sa pratique a donnés dans les différents essais rapportés plus haut, avec ceux qui ont été fournis par toutes les expériences de cohabitation relatées dans ce compte rendu, voici les conclusions auxquelles ce rapprochement conduirait :

Du relevé statistique des expériences faites par la commission, il résulte d'une part :

Que sur 100 animaux de l'espèce bovine exposés à l'influence de la contagion par cohabitation,

82,61 sont épargnés, et

21,73 n'éprouvent qu'une indisposition passagère et de peu d'importance pour leur santé ; considérable cependant, en ce sens favorable, qu'elle les prémunit à l'avenir contre les atteintes du mal ;

Soit en tout 54,34 sujets, sur lesquels les effets de la cohabitation sont ou tout à fait nuls ou très-légers ;

45,65 sujets contractent la maladie à un degré plus ou moins intense ;

35,95 en guérissent, et

8,69 succombent aux suites de la maladie.

D'autre part, il résulte des expériences d'inoculation faites par la commission, que sur le même nombre 100 d'animaux soumis à l'épreuve de cette opération :

61,11 n'en éprouvent que des effets très-bénins ; qu'elle est plus ou moins dangereuse, ou tout à fait nuisible par ses suites, pour 38,88 sujets ;

Que sur ces 38,88 sujets, 27,77 guérissent après avoir éprouvé des accidents gangréneux plus ou moins graves, et 11,11 succombent par suite de ces accidents gangréneux.

Le tableau suivant présente, en regard, les résultats chiffrés donnés par les deux expériences d'inoculation et de cohabitation faites par la commission :

COHABITATION.		INOCULATION.	
Le nombre des sujets d'expérience étant supposé.	100	Le nombre des sujets d'expérience étant supposé.	100
La cohabitation serait ou nulle dans ses effets, ou très-bénigne pour. . .	54,34	L'inoculation serait bénigne pour . . .	61,11
Et plus ou moins nuisible pour. . . .	45,65	Et plus ou moins nuisible pour	38,88
Dans ce dernier chiffre, la guérison serait représentée par.	36,95	Dans ce dernier chiffre, la guérison serait représentée par.	27,77
Et la mort par.	8,69	Et la mort par.	11,11
En résultat définitif, le nombre des animaux sortis des épreuves de cohabitation avec la santé *sauve* ou *recouvrée* s'élèverait, d'après ce relevé, au chiffre de	91,29	En résultat définitif, le nombre des animaux sortis des épreuves de l'inoculation avec leur santé *sauve* ou *recouvrée* s'élèverait, d'après ce relevé, au chiffre de.	88,88
Et celui des morts à.	8,69	Et celui des morts à.	11,11

Le premier fait qui ressort de ce rapprochement, est que l'inoculation a causé une mortalité plus grande que la maladie dont elle avait pour but de prévenir les ravages.

En outre, il faut considérer que les animaux qui ont résisté aux accidents gangréneux consécutifs à l'inoculation, ont perdu une grande partie de leur valeur vénale après leur guérison, parce qu'ils n'ont pu recouvrer leur santé qu'après un long temps de souffrance qui les a beaucoup amaigris, et qu'ils demeurent à jamais tarés et d'une manière difforme, par la perte d'une partie plus ou moins étendue de leur queue ; tandis que, au contraire, les vaches qui, dans les expériences de la commission, ont contracté la péripneumonie et en sont guéries, ont récupéré à peu près leur valeur après leur guérison, la maladie n'ayant laissé sur elles aucune trace extérieure appréciable, et n'ayant pas sensiblement modifié, par son influence, l'aptitude des animaux soit à la lactation, soit à l'engraissement.

Mais il est juste de dire, pour faire entrer en ligne de compte tous les éléments de la solution impartiale de cette grave question, que le plus grand nombre des animaux qui récupèrent les apparences de la santé après avoir contracté la péripneumonie ne guérissent pas complétement de cette maladie. Dans l'immense majorité des cas, ainsi qu'en témoignent les autopsies faites par la commission, une partie de leurs poumons, plus ou moins étendue suivant l'étendue de la maladie primitive, reste frappée d'une véritable mortification. Cette lésion demeure isolée, il est vrai, au milieu du reste de l'organe conservé parfaitement sain ; il s'opère autour d'elle un travail remarquable de séquestration, en vertu duquel toute communication est interceptée entre les conduits aériens et la partie mortifiée qui échappe ainsi à la décomposition putride, et c'est ce qui explique comment une lésion de cette nature peut, malgré sa gravité apparente, n'être pas incompatible pendant un assez long temps tout au moins, avec la conservation des aptitudes de l'animal à l'engraissement et à la lactation ; mais ce mode de terminaison de la péripneumonie ne peut pas, après tout, être considéré comme une guérison, dans le sens rigoureux du mot, et en définitive il est juste de dire que si, au point de vue économique, le plus grand nombre des animaux qui récupèrent la santé après avoir contracté la péripneumonie, n'éprouvent pas dans leur valeur vénale de dépréciation notable, ils n'en sont pas moins atteints de lésions assez graves d'un organe essentiel qui, au point de vue physiologique, ne laissent pas que d'avoir une grande importance, et qui peut-être finiraient par faire sentir leur influence, si la vie des animaux de l'espèce bovine se prolongeait davantage.

Doit-on conclure des résultats donnés par le relevé statistique des expériences de la commission, que l'inoculation ne saurait être conseillée dès aujourd'hui comme une mesure pratique à opposer à la propagation de la péripneumonie, et que les propriétaires de bêtes bovines auraient moins d'avantage à l'adopter qu'à laisser la maladie se répandre dans leurs troupeaux, suivant son mode habituel ?

Non sans doute, car il faut considérer d'une part que les tâtonnements des premiers essais, les imperfections des premiers procédés ont pu grossir, dans les expériences de la commission, le nombre des accidents et des pertes que la pratique de l'inoculation peut entraîner, tandis que d'un autre côté le chiffre de 8 pour 100, qui dans ces expériences représente la mortalité causée par la contagion de la péripneumonie, est de beaucoup inférieur à celui qui exprime les pertes déterminées par la marche naturelle de cette maladie, dans les circonstances les plus graves et peut-être les plus ordinaires de la pratique ;

différence qu'explique sans doute la rusticité du plus grand nombre des sujets dont la commission s'est servis, dans ses expériences sur la contagion par cohabitation.

En définitive, quoiqu'il ne ressorte pas des expériences actuelles de la commission, que l'inoculation soit économiquement une mesure avantageuse; cependant, comme ces expériences paraissent démontrer sa vertu préservative, en présence de ce fait considérable, la commission est d'avis que la pratique de l'inoculation doit être encouragée, et elle a l'espérance qu'elle deviendra profitable à l'agriculture lorsqu'elle aura été perfectionnée, dans l'application, par une étude plus complète.

La commission ne s'est pas basée exclusivement sur ses propres expériences pour formuler l'opinion qu'elle vient de vous soumettre, Monsieur le Ministre, elle a cru devoir aussi s'inspirer des résultats des expériences ou analogues aux siennes ou poursuivies dans une autre voie, qui ont été entreprises parallèlement en Hollande, en Belgique et dans les départements du Nord et du Pas-de-Calais par des commissions scientifiques, instituées dans le but de rechercher la valeur de l'inoculation préventive de la péripneumonie épizootique du gros bétail.

Le résumé analytique des travaux de ces commissions se trouve présenté dans le paragraphe suivant que la commission française a cru utile d'annexer au compte rendu de ses propres recherches, afin de les compléter et de grouper en un seul faisceau tous les documents qui peuvent contribuer à l'éclaircissement de l'importante question d'hygiène publique dont votre administration poursuit la solution.

§ IV.

Exposé sommaire des expériences faites en Hollande, en Belgique et dans les départements du Nord et du Pas-de-Calais, par les commissions scientifiques instituées pour rechercher la valeur de l'inoculation comme moyen préventif de la péripneumonie.

Les rapports officiels des commissions hollandaise, belge et lilloise contiennent des documents de deux ordres différents qu'il faut bien distinguer les uns des autres, afin de simplifier, autant que possible, le problème à résoudre.

Parmi ces documents, les uns ont été obtenus dans les conditions suivantes :

Les expérimentateurs ont fait choix de bêtes bovines parfaitement saines et exemptes, par leur pays de provenance, de toute influence contagieuse préalable ;

Ils ont inoculé ces animaux avec du liquide extrait des poumons d'un sujet malade de la péripneumonie ;

Une fois cette inoculation faite et ses effets obtenus et éteints, les sujets inoculés ont été soumis à l'épreuve de la contagion par cohabitation, en même temps que des animaux de même provenance, non inoculés, qui devaient servir de sujets de comparaison.

Ces expériences, dans lesquelles les éléments du problème à résoudre sont aussi simples que la matière le comporte, ont, comme on le voit, une grande analogie avec les expériences de la commission française dont le compte rendu vient d'être donné dans ce rapport, et conséquemment les résultats des unes et des autres peuvent être considérés comme des quantités de même nature qui peuvent être réunies dans un même groupe.

Les documents du deuxième ordre ont une valeur probative moins rigoureuse ; ils ont été obtenus en pratiquant des inoculations sur des troupeaux de bêtes bovines qui, ou bien renfermaient en eux déjà le germe de l'épizootie, ou bien subissaient actuellement ses ravages, en sorte que lorsque la maladie se déclarait sur des sujets inoculés dans de parcilles conditions, il était impossible de discerner si son développement tenait à la nullité d'influence de l'inoculation comme moyen préventif, ou à la préexistence du germe morbide que cette opération aurait été impuissante à éteindre.

Cette distinction nécessaire établie, voici l'exposé sommaire des expériences instituées par les commissions hollandaise, belge et lilloise, et les résultats que ces expériences ont donnés :

A. — Expériences d'inoculation sur des animaux parfaitement sains.

1° *Expériences de la commission scientifique de Hollande.*

Dix-neuf vaches furent achetées par les soins de la commission à Scherpenzeel et Woudemberg, localités reconnues pour être demeurées exemptes, jusqu'à présent, des ravages de la péripneumonie.

Ces vaches, après avoir été soumises pendant quelque temps à une observation rigoureuse, furent, à l'exception de 2, toutes inoculées, du 1er au 4 août 1852, à l'extrémité de la queue d'après le procédé de M. Willems et avec la matière pulmonaire qu'il indique.

L'inoculation fut mortelle pour une de ces vaches, entraîna la perte de l'extrémité de la queue chez une autre, et suivit ses phases habituelles, sans complications graves, avec des degrés variables, chez toutes les autres, à l'exception d'une seule, sur laquelle les effets d'une première inoculation furent nuls et qui fut réinoculée au bout de quatre semaines, mais sans plus de succès.

Le 16 septembre, lorsque tous les phénomènes produits par l'inoculation eurent cessé, on réunit dans une même étable les 17 animaux inoculés avec 5 autres provenant du même pays, mais vierges de toute inoculation et devant servir de termes de comparaison, et l'on introduisit dans cette étable successivement, depuis le 16 septembre jusqu'au 8 octobre, 5 animaux affectés de la péripneumonie bien confirmée, plus 1 chez lequel la maladie parut douteuse, en tout 6 animaux, dont 4 moururent et 2 guérirent. Le nombre des journées pendant lesquelles les animaux malades restèrent dans l'étable, soit simultanément, soit successivement, en contact avec les sujets d'expérience, a été de soixante-quatorze ; il ne fut pas assigné de p'aces fixes aux bêtes malades ; elles étaient alternativement mises aux côtés des animaux inoculés et non inoculés qui mangeaient le fourrage souillé de leur bave.

Au bout de trente-huit, quarante-et-un, quarante-quatre et quarante-huit jours de cohabitation, la péripneumonie se déclara successivement sur 4 des 5 bêtes non inoculées de ce tr upeau d'expérience, et toutes 4 succombent à cette affection.

Quant à la cinquième bête non inoculée, elle ne présenta que des symptômes obscurs qui laissèrent douteuse la question de savoir si elle avait été atteinte de la péripneumonie.

Toutes les bêtes inoculées ont présenté jusqu'au 28 décembre, date de la rédaction du rapport de la commission, tous les signes d'une santé parfaite.

« Chez aucune de ces vaches, dit le rapporteur, il ne s'est mani-
« festé, pendant une période de trois mois que l'étable est demeurée
« infectée, le moindre symptôme morbide qui ait pu faire soupçonner,
« même au degré le plus faible, l'existence de la pleuropneumonie.
« Toutes se sont fait remarquer, au contraire, par leur état d'embon-
« point, leur aspect luxuriant et le lustre du poil. »

Ces expériences fournissent la preuve remarquable, suivant la commission néerlandaise, que l'on ne saurait dénier à l'inoculation un pouvoir du moins temporaire de garantir contre la contagion de la pleuropneumonie ; il reste néanmoins incertain pour elle jusqu'à quel point la prédisposition à contracter cette maladie se perd ou totalement ou pour un temps limité.

2° *Expériences de la commission scientifique de Belgique.*

Voulant dégager l'inoculation des nombreuses questions accessoires que cette pratique soulève, la commission adopta pour ses expériences ce simple programme :

1° Acheter des bêtes saines ; les observer pendant un certain temps, afin de s'assurer de l'intégrité des organes pulmonaires ;

2° Prier M. Willems de les inoculer ;

3° N'admettre comme préservées que celles chez lesquelles ce médecin aurait reconnu l'inflammation spécifique provoquée par une inoculation *fructueuse*; et qu'il aurait déclarées jouir de l'immunité;

4° Faire cohabiter ces bêtes avec des animaux atteints de la péripneumonie exsudative, tout en plaçant dans des conditions identiques des animaux non inoculés.

En conséquence de ce programme, un premier convoi de 8 vaches et génisses ardennaises fut acheté dans des localités préservées de la pleuropneumonie et inoculées par M. Willems le 16 août 1852; le 16 septembre suivant, 6 d'entre elles présentaient tous les signes d'une inoculation réussie.

Le même jour, M. Willems inocula 8 autres bêtes bovines achetées pour le compte de la commission à la foire de Tirlemont, sans qu'on pût savoir si elles étaient originaires d'une localité exempte de la pleuropneumonie; la commission constata seulement qu'elles étaient parfaitement saines. Le même jour, les 2 bêtes du premier convoi, réfractaires à une première inoculation, furent inoculées de nouveau; toutes les bêtes du convoi de Tirlemont, à l'exception d'une seule, s'étant montrées réfractaires à une première inoculation, la commission répéta l'opération sur 6 d'entre elles à la date du 18 octobre, et pour la troisième fois sur une des vaches du premier convoi inoculée déjà deux fois sans succès. Elle réserva seulement 2 animaux déjà inoculés sans succès, un du premier convoi et l'autre du second, pour les soumettre, sans les réinoculer, à l'épreuve de la cohabitation. Enfin, une troisième inoculation fut essayée encore, mais sans plus de succès, sur les 6 animaux du convoi de Tirlemont déjà inoculés deux fois infructueusement.

Soit donc en tout 16 animaux inoculés, dont 8 avec succès à la première inoculation, 6 sur lesquels l'inoculation fut répétée trois fois infructueusement, et 2 qui la subirent deux fois infructueusement aussi à en juger tout au moins par les symptômes de réaction locale qui furent nuls.

Ces inoculations achevées, on mit dans une même étable en contact avec des animaux atteints de la péripneumonie:

1° 2 des vaches ardennaises et 1 bœuf du convoi de Tirlemont inoculés avec succès;

2° 2 des vaches ardennaises inoculées deux fois sans succès ;

3° Et plus tard 2 vaches âgées, inoculées par M. Willems à Hasselt et envoyées par lui à l'École de Curghem pour subir cette épreuve.

« Depuis le 24 septembre, jour du commencement de l'expérience, « dit la commission, jusqu'au 6 février 1853, date de la rédaction du « rapport, il ne s'est passé qu'une première période d'un jour et une « seconde de huit, pendant lesquelles l'étable n'a pas enfermé de bêtes « péripneumoniques ; le nombre de celles-ci a varié de 1 à 3 ; jusqu'à « ce jour, toutes les bêtes d'expérience renfermées dans cette étable « n'ont éprouvé aucune atteinte de la cohabitation avec les animaux « infectés. »

Les autres bêtes inoculées, avec ou sans succès, ont été envoyées, par les soins de la commission et sous sa surveillance, dans des étables infectées par la péripneumonie et pas une d'elles n'a contracté la maladie.

Il n'est pas dit, dans le rapport belge, que la commission ait fait la contre-épreuve de ces essais comme dans les expériences des commissions française et hollandaise, en mettant simultanément en contact avec les animaux malades, et des sujets inoculés, et des bêtes de même provenance n'ayant pas subi l'épreuve de l'inoculation.

Tels sont les faits que le dépouillement des rapports officiels des commissions étrangères a permis à la commission française de recueillir.

Les expériences de ces commissions viennent appuyer, par leurs résultats, les conclusions que la commission française a formulées, d'après ses propres recherches, sur la vertu préventive de l'inoculation, mais elles n'ont pas une égale valeur probative, parce qu'elles n'ont pas été faites dans des conditions identiques relativement au nombre et au choix des sujets et à la durée de l'expérimentation.

Toutefois si l'on groupe ensemble les faits obtenus par les expériences de la commission française et ceux de la commission néerlandaise, qui sont assez analogues aux premiers pour en être rapprochés, on arrive à ce résultat remarquable que : sur 100 animaux inoculés, moins de 2 contracteraient la péripneumonie, tandis que, sur le même nombre de sujets non inoculés et soumis à l'épreuve de la

contagion par cohabitation, plus de 65 seraient atteints de cette maladie et 17 succomberaient.

Voyons maintenant, d'après les nombreux relevés statistiques publiés jusqu'à aujourd'hui, les résultats qu'on a obtenus, dans la pratique, en recourant à l'inoculation pour prévenir ou arrêter les ravages
de l'épizootie dans les troupeaux qui en étaient menacés ou qui en
subissaient les atteintes.

B. — EXPÉRIENCES D'INOCULATION, FAITES DANS LA PRATIQUE, SUR LES
TROUPEAUX DE BÊTES A CORNES MENACÉS OU RAVAGÉS PAR L'ÉPIZOOTIE
PÉRIPNEUMONIQUE.

1° *Expériences de la commission scientifique de Hollande.*

Le nombre total des animaux sur lesquels ont porté les expériences
d'inoculation pratique que la commission néerlandaise a fait connaître
dans son premier rapport, s'élevait à 247, se décomposant ainsi ; savoir :

154 vaches laitières,

6 jeunes vaches n'ayant pas encore vélé,

82 génisses,

5 veaux.

TOTAL. . . 247

Tous ces animaux appartenaient à des cultivateurs des environs
d'Utrecht, chez lesquels la péripneumonie sévissait depuis longtemps.

On s'est servi, pour l'inoculation, du liquide exprimé de poumons
provenant de bêtes bovines abattues dès l'apparition des premiers
signes de la péripneumonie, en prenant la précaution d'employer ce
liquide dans les premières heures où il avait été recueilli.

Les effets de l'inoculation ne se manifestèrent par des symptômes
apparents que sur 132 sujets ; 115 demeurèrent réfractaires. Il n'est
pas dit dans quelle proportion se déclarèrent les accidents gangréneux
non suivis de mort ; 10 animaux succombèrent aux suites de l'inoculation, soit dans la proportion de 7,50 pour 100 des animaux inoculés
avec succès. L'autopsie n'a fait reconnaître aucune lésion pulmonaire
dans les animaux qui avaient succombé à l'inoculation. Sur les 247 sujets inoculés, avec ou sans symptômes extérieurs au point de l'inocu-

lation, 16 ont contracté la péripneumonie, soit dans la proportion de 6,47 pour 100.

« Ces expériences, dit la commission hollandaise, ne démontrent « pas la valeur de l'inoculation comme moyen préventif de la pleuro- « pneumonie, parce que les inoculations ont été pratiquées sur des « troupeaux, parmi lesquels la pleuropneumonie sévissait depuis long- « temps ; elles n'établissent qu'une présomption qui ne sera convertie « en certitude que lorsque des animaux sains, inoculés avec fruit, au- « ront été exposés à l'influence de la contagion et y seront demeurés « réfractaires. »

2° *Expériences de la commission scientifique de Belgique.*

La commission belge n'a pas recueilli moins de 5,301 faits d'inocu- lation pratique.

Pour obtenir une masse de documents aussi considérables, elle a mis à profit l'organisation du service vétérinaire civil, en Belgique, qui lui a permis d'appeler à son aide le concours empressé et intelligent d'un grand nombre de collaborateurs à la fois.

De son côté le gouvernement encouragea l'inoculation, d'une part en assimilant les pertes causées par l'application de cette opération à celles qui résultent de l'abattage d'animaux ordonné par mesure d'uti- lité publique, et d'autre part, en instituant des commissions locales, chargées de diriger l'inoculation et de rassembler tous les faits propres à éclairer son histoire.

Le chiffre total de 5,301 bêtes bovines inoculées, dont la commis- sion belge fait mention dans son rapport général, se décompose ainsi qu'il suit :

Bêtes à l'engrais.	2,732
— maigres ou laitières	2,189
Veaux et jeune bétail	380
Total	5,301

Dans ce chiffre total 2,330 habitaient des étables saines, et
2,971 habitaient des étables infectées.

L'inoculation réussit, c'est-à-dire se manifesta par des symptômes d'inflammation locale appréciables sur 4,324 animaux, dont

2,030 habitaient des étables saines,
2,294 habitaient des étables infectées.

1,077 animaux sont restés réfractaires.

86 bêtes (soit dans la proportion d'à peu près 2 pour 100 des animaux inoculés avec réaction locale) sont mortes des suites de l'inoculation.

504 (soit 7,03 pour 100) ont perdu une partie de la queue.

74 (soit 1,07 pour 100) ont perdu la queue complétement.

Enfin 73 (1,06 pour 100) ont contracté la pleuropneumonie exsudative, malgré l'inoculation préventive.

Tel est le résumé statistique du rapport de la commission belge, dans la forme même où elle l'a présenté. Si on laissait à ces chiffres, ainsi groupés, une signification absolue, le résultat qu'ils expriment militerait fortement en faveur de l'inoculation comme moyen préventif, puisqu'en définitive, il tendrait à prouver que la mortalité, par suite de cette opération, ne serait que de 1 et une fraction pour 100, et que le bénéfice de l'immunité serait acquis, par le fait de l'inoculation, à plus de 96 animaux sur 100. Mais la commission belge n'a pas cru devoir laisser à ces chiffres une telle signification.

Pour elle, les faits qu'elle a réunis en un seul faisceau, dans le but de présenter un résumé statistique général, doivent se diviser en trois catégories :

La première comprend tous les faits qui lui semblent prouver que l'inoculation possède réellement une vertu préventive. Leur nombre serait environ de 1,800 à 1,900, d'après le relevé que nous en avons fait.

Dans la deuxième catégorie, admise par la commission de Belgique, doivent-être rangés tous les faits dont la valeur probative, en faveur de l'inoculation, se trouve atténuée, suivant elle, par cette circonstance que les effets de l'inoculation coïncideraient avec un mouvement de décroissance dans l'intensité de la maladie, et que conséquemment cette immunité actuelle dont les bestiaux paraîtraient jouir, pourrait tout aussi bien s'expliquer par cette diminution d'intensité de l'épizootie que par l'influence de l'opération préventive.

Enfin, la troisième catégorie embrasse tous les faits desquels il résulte que l'inoculation n'a pas été préservative.

Après avoir donné dans cet ordre l'exposé des faits qu'elle a recueillis, la commission belge en a conclu : « que l'inoculation avec le liquide « extrait d'un poumon hépatisé par suite de la péripneumonie exsu- « dative, n'est pas un préservatif absolu contre cette maladie. »

Puis, comme les conditions complexes dans lesquelles elle avait expérimenté avaient fait naître dans son esprit certains doutes sur la valeur des résultats généraux qu'elle avait obtenus, elle a ajouté à cette première conclusion une deuxième ainsi formulée : « Quant au point « de savoir si l'inoculation possède réellement une vertu préservative, « et en ce cas, dans quelles proportions et pour quelle durée, elle « conserve l'immunité aux animaux qui l'ont subie, cette question ne « pourra être résolue que par des recherches ultérieures. »

— Outre les rapports officiels des commissions belge et néerlandaise dont elle vient de présenter le résumé, la commission française a reçu le compte rendu d'expériences d'inoculation, pratiquées dans les départements du Nord et du Pas-de-Calais, par une commission mixte de la Société de médecine et du Comice agricole de Lille. Elle croit utile à l'éclaircissement de la question de faire connaître ici la substance de ce compte rendu.

3° *Expériences d'inoculation de la péripneumonie épizootique du gros bétail dans le nord de la France, par une commission mixte de la Société centrale de médecine et du Comice agricole de Lille.*

Les expériences de la commission lilloise ont été faites sur 1,245 animaux de l'espèce bovine, appartenant tous à des propriétaires du département du Nord.

Elles avaient pour double objet d'étudier comparativement les effets de l'inoculation du liquide de la péripneumonie, et des matières septiques.

Les inoculations avec le liquide de la péripneumonie sont au nombre de 1,216. Sur ce nombre 978 ont réussi, c'est-à-dire se sont manifestées à l'extérieur par des symptômes de réaction locale appréciables, et 238 sont restées sans effets au moins apparents.

La proportion des accidents gangréneux entraînant la chute d'une partie plus ou moins étendue de la queue a été de 179 (soit 14,72 pour 100).

Et celle des accidents mortels de 17 (soit 1,39 pour 100).

Enfin 29 animaux (soit 2,38 pour 100) ont contracté la pleuropneumonie, malgré l'inoculation, et parmi eux 8 ont succombé.

Les expériences d'inoculation de matières septiques ont porté sur 29 sujets ; elles ont réussi sur 27 et sont restées sans effet sur 2. 10 ont perdu une partie plus ou moins considérable de la queue, à la suite de ces inoculations (soit 34 pour 100).

Aucun n'est mort.

Voulant apprécier si les animaux, qui avaient été soumis à l'épreuve de cette inoculation, avaient contracté à un degré quelconque l'immunité contre l'influence contagieuse de l'épizootie, la commission les mit au contact avec des animaux malades. Trois contractèrent la péripneumonie dont un succomba.

Après avoir obtenu ces résultats comparatifs, la commission lilloise a formulé ses conclusions en ces termes :

1° Comme en Belgique et en Hollande, les inoculations exécutées sur divers points des départements du Nord et du Pas-de-Calais démontrent que l'insertion à la queue des bêtes bovines, et l'absorption de la sérosité provenant des poumons atteints de lésions pleuropneumoniques n'ont pas conjuré, sur une certaine proportion d'animaux, l'invasion, les désordres et les conséquences funestes de l'épizootie régnante du gros bétail.

2° Le procédé opératoire, dont il s'agit, provoque lui-même des accidents et des dangers chez les animaux qui le subissent ; les uns entraînent la mortification et la chute totale ou partielle de la queue ; les autres la mort par la propagation, de proche en proche, des phénomènes gangréneux.

3° La sérosité pulmonaire morbide n'agit pas de la même manière que les virus, c'est-à-dire en produisant une maladie identique à celle qui lui a donné naissance ; son action ne diffère en rien de celle résultant de l'insertion du sang putréfié, et semble conséquemment bien plutôt se rattacher à une absorption purement septique.

4° L'influence précise exercée sur l'action désastreuse de la pleuropneumonie épizootique, par l'inoculation telle que la pratique le docteur Willems, reste entourée de doutes et d'incertitudes qui ne peuvent être dissipés qu'en élucidant, par l'observation et l'expérience plus complétement qu'on ne l'a fait jusqu'à présent, les termes nombreux d'une question aussi complexe.

Tel est le résumé des différents documents officiels qui sont parvenus à la commission (1).

Que si, maintenant, on additionne ensemble tous les faits semblables obtenus en France, en Belgique et en Hollande, par l'inoculation de la péripneumonie à des troupeaux de bêtes bovines menacées ou ravagées par l'épizootie, on arrive au résultat suivant :

D'après la récapitulation sommaire qui vient d'être faite, l'inoculation a été employée, comme moyen pratique de prévention de la péripneumonie, sur 6,764 animaux de l'espèce bovine, savoir :

Par la commission hollandaise, sur	247
Par la commission belge, sur	5,301
Par la commission lilloise, sur	1,216
TOTAL	6,764

Sur ce chiffre de 6,764 inoculations, 5,434 ont réussi, et 1,430 sont restées sans effets extérieurs appréciables.

Le nombre des accidents mortels consécutifs à l'inoculation, s'élève à 113, ou dans la proportion d'un peu moins de 2 pour 100.

Et enfin le chiffre des animaux qui ont contracté la péripneumonie, après et malgré l'inoculation, est de 118 ; soit environ 2 pour 100.

(1) M. le docteur Desaive a annoncé, il est vrai, dans un travail spécial sur l'inoculation préventive du gros bétail, qu'il avait pratiqué cette opération sur une grande échelle dans les provinces de Prusse, sous le patronage du gouvernement prussien, et qu'il était parvenu par ce moyen à arrêter les ravages de l'épizootie dans les étables où il l'avait employé ; mais, comme il ne donne dans son compte rendu aucun résultat chiffré, ses expériences ne peuvent être rappelées ici que pour mémoire.

Le rapport de la commission hollandaise n'ayant pas indiqué le chiffre des accidents gangréneux, survenus à la suite de l'inoculation, on ne peut pas établir ici la proportion entre ces accidents, et la somme totale des inoculations pratiquées; mais si l'on fait ce calcul, d'après les seuls chiffres fournis par les commissions belge et lilloise, on voit que les accidents compliqués de la perte d'une partie plus ou moins considérable de la queue sont, relativement aux inoculations faites en Belgique et dans le département du Nord, dans la proportion de 4 pour 100.

Maintenant si l'on donne à ces chiffres leur signification la plus simple, on voit qu'en définitive ils expriment le résultat suivant, à savoir :

Que sur 100 animaux de l'espèce bovine auxquels on pratique l'inoculation comme moyen préventif de la péripneumonie, dans les conditions les plus défavorables, c'est-à-dire alors que les troupeaux dont ils font partie sont ou sous la menace de l'épizootie ou actuellement ravagés par elle :

2 animaux succombent aux suites de l'inoculation;
2 malgré l'inoculation, contractent la maladie;
Et 96 demeurent à l'abri de ses atteintes.

Sur ces 96 animaux, 92 sortent parfaitement sains et saufs des épreuves de l'inoculation, et 4 éprouvent des accidents gangréneux très-graves qui les déprécient considérablement.

Il ressort incontestablement de ces relevés statistiques des inoculations essayées jusqu'à aujourd'hui dans la pratique, comme mesures préventives contre la contagion de la péripneumonie, que la décroissance dans l'intensité de cette maladie, le nombre des animaux qu'elle attaque et conséquemment la mortalité qu'elle entraîne, a coïncidé constamment avec la pratique de l'inoculation dans les troupeaux ravagés actuellement ou menacés par l'épizootie.

En rapprochant les résultats donnés par ses expériences directes sur l'inoculation préventive, des résultats semblables obtenus par les expériences de même nature faites à l'Ecole vétérinaire d'Utrecht; en comparant le chiffre si affaibli de la mortalité dans les troupeaux inoculés aux chiffres si considérables des accidents mortels dans les troupeaux ravagés par l'épizootie suivant sa marche naturelle, la commission française s'est crue autorisée à formuler la proposition suivante comme la conclusion définitive de ses recherches sur l'inoculation préventive de la péripneumonie épizootique du gros bétail :

« L'inoculation du liquide extrait des poumons d'un animal malade
« de la péripneumonie possède une vertu préservative ; elle investit
« l'organisme du plus grand nombre des animaux auxquels on la pra-
« tique d'une immunité qui les protége contre la contagion de cette
« maladie pendant un temps encore indéterminé. »

De nouvelles expériences restent à faire, Monsieur le Ministre, pour rechercher si cette immunité constatée reste acquise pour toute la vie de l'animal ou si elle ne l'est que pour un temps limité ;

Pour savoir si elle est puissante non-seulement contre la contagion et dans toutes les circonstances de la pratique où elle exerce son influence, mais encore contre les différentes conditions de régime et d'hygiène qui peuvent faire développer spontanément la maladie ;

Pour perfectionner enfin les procédés d'inoculation.

Telles sont, Monsieur le Ministre, les propositions que la commission instituée près votre ministère, pour étudier la péripneumonie épizootique du gros bétail, a l'honneur de soumettre à l'appréciation de Votre Excellence.

Le rapporteur de la commission,
H. BOULEY.

Certifié conforme :

Le président,
MAGENDIE.

TABLE DES MATIÈRES.

Paris. — Typographie de E. et V. PENAUD FRÈRES, 10, rue du Faubourg-Montmartre.